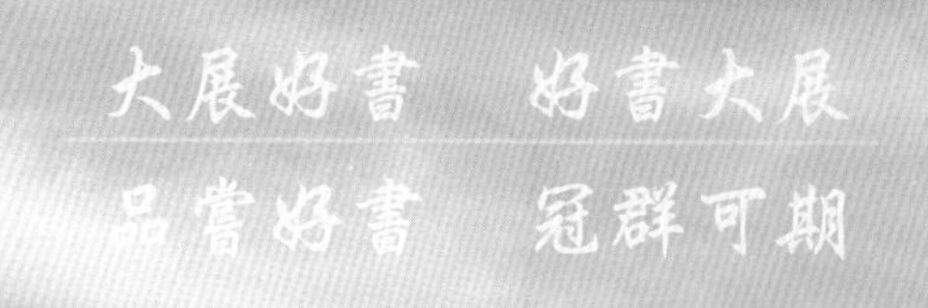
大展好書　好書大展
品嘗好書　冠群可期

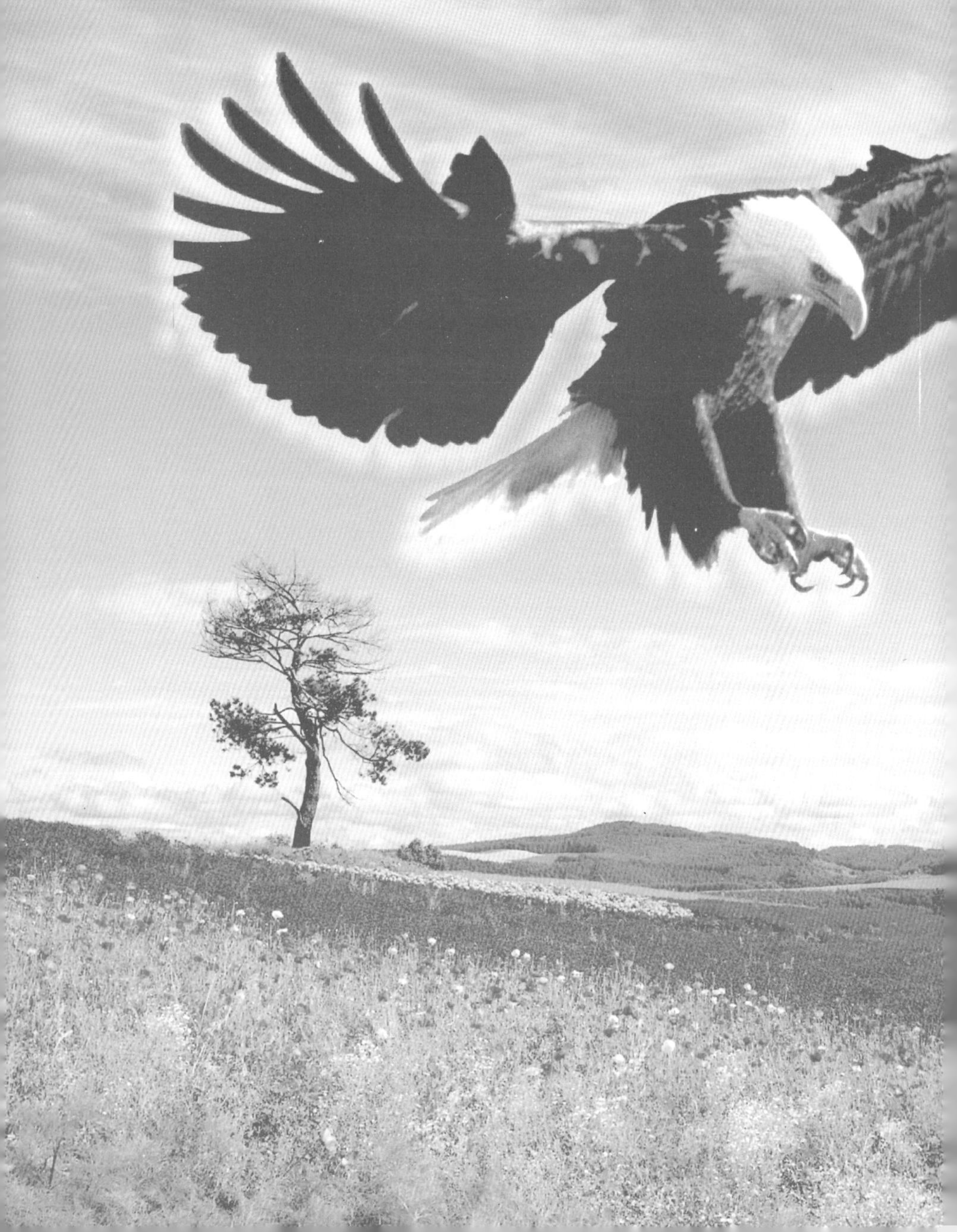

壽世養生 ㉒

內功與房中術

龍　傑 編著

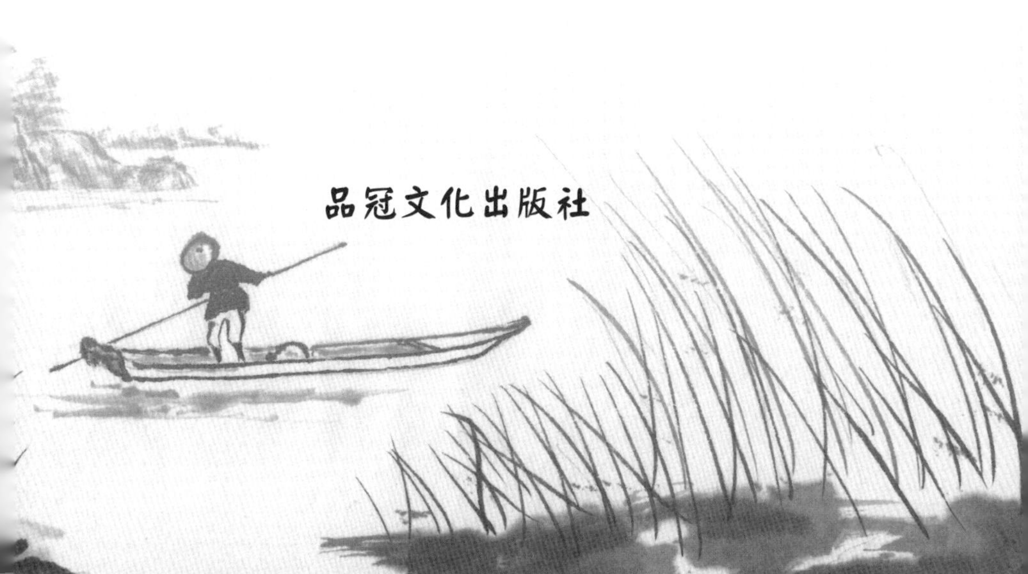

品冠文化出版社

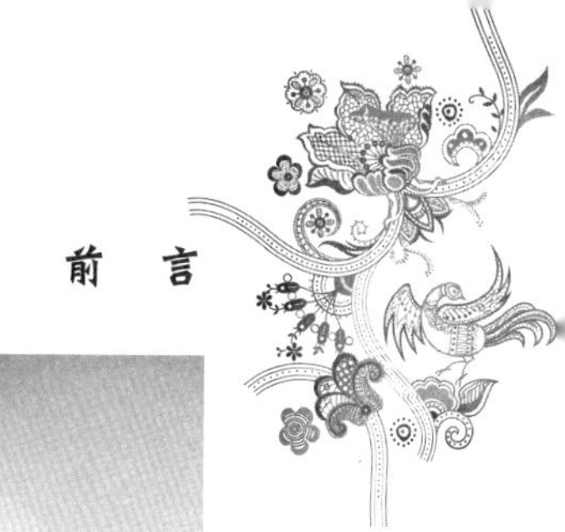

雲翰子　序

黃帝有云：天地自盤古開天即自然運行，萬物生養其中，皆本於此運行的法則，無可背離；一切皆然，是「順者生，逆者亡」。世間欲「養生」者眾，而知其「理」者稀，何以致之？未曾有「謙卑」學習之心是其關鍵。「心」盲則「理」盲，「理」盲則「事」盲，「事」盲則「盲」忙，「盲」忙則「失序」，「失序」則「自殘」，「自殘」則「亡」，此即為天地之「理」。然「理」卻本於「心」，是「無心」者如何修身？身不修，如何健？身不健，如何行？天地運行即本於「心」，修「心」與修「身」本是一體之兩面無可分離；欲「養生」而不知「養心」，則一切所為皆徒然。謹以此勸「有心」人，若欲求得「養生」之道，首以「修心」為重，慎記！慎記！

當今「人瑞」粗分為：

（一）人工「人瑞」：以先進的醫療科技，

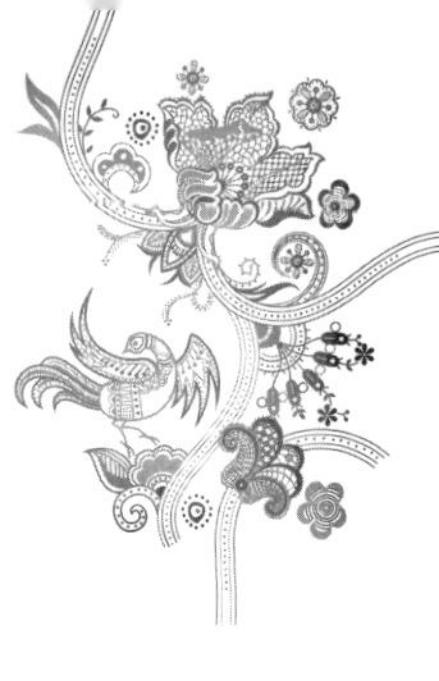

豐盛的飲食文化製造出來「亞健康」的「人瑞」，像：日本、北歐之人瑞，好比是人工豢養的「飼料雞」。

（二）自然「人瑞」：多生於自然條件惡劣的窮山惡水，粗茶淡飯，甚至於餐風飲露，但他們心中恬靜，與世無爭，好比是「放山雞」一般。

（三）有修練的「人瑞」：多集中在中國大陸的喀拉崑崙山與岡底斯山一帶，超過150歲者不下500～600名之多，甚至有超過500歲者不只1人。他們都已「返老還童」，絕非是雞皮鶴髮的耄耋老朽，縱然與你擦肩而過，你也未必能認出。

「樹」腐必自「根」，人之衰敗亦必始從末梢，進而動搖本體。龍老師鑽研養生、武術數十載，尤精「房中術」，為此絕學之巨擘達人，傳承中華傳統行房養生，不但能達魚水之歡，更能延年益壽，縱使年邁還能做個堅毅挺拔的「舉人」，勝於年過四十只剩一張嘴的「曠夫」多矣！若能如此，則人生無憾也！

雲翰子　序

【編者註】

雲翰子為特異功能大師，天賦異稟，具有「天眼通」、「它心通」等特異功能，遠能看到千里之外景象，近能看人（透視）五臟六腑，一清二楚，甚至人眼無法看見之鬼、神、龍、麒麟……等靈異現象，都能與之對話、互動，平日喜好行善積德，並曾幫助許多人「消災解厄」，屢獲佳評，堪為典範；陰符經有云：「人知其神而神，不知其不神，所以神也。」誠為最佳寫照。

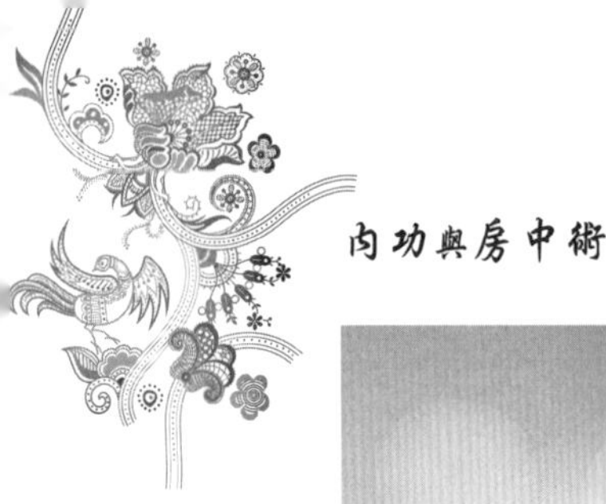

自序

本書主要內容，係根據長沙「馬王堆」漢墓，所出土的古代「房中醫學」，珍貴文獻《十問》、《天下至道談》、《合陰陽》等所編撰。其中《十問》談到如何健康養生，達到長生不老的境界，可分為十個面向：

①藥補②食補③氣補④人補⑤睡補⑥日月補⑦不洩⑧有洩有補⑨四咎⑩未老先衰。

《天下至道談》與《合陰陽》旨在談論「房中術」，包含了性反應、性技巧、性法則、性養生……等多方面之觀點，內容精闢，觀察入微，誠為不可多得之性教育「寶典」。

由於書中「原文」談到許多「氣功」方面的問題，不論是健康養生或是「房中術」之實際應用，「氣功」都是最核心的「關鍵」因素。本書即緣起於數年前偶遇「氣功之友會」傅理事長，當他得知筆者係國寶級大師鍾復生之入室弟子，立即邀約開課傳授，並鼓勵寫書出版，經斟酌再三，認為大陸曾將此出土文獻，由文人學者翻譯成白話文，引經據典，文采有餘，但對於有關「氣功」論述，稍嫌不足。

筆者學習武術、氣功三、四十年，對於「古文」也略有研究，二十幾歲即至「中央圖書館」研究善本書，如「陰符經」、「握奇經」……等古代經典。因此，為避免誤導讀者，乃下定決心，以自己的經驗及淺見，試著譯述本書「原文」，至於內功（硬氣功）部份，則師承鍾復生師父，「房中術」部份則是道家丹鼎派老師傳授。

學習房中術氣功，對男人來講，是健康長壽的基本功法之一，在行房時可以讓女人達到「性高潮」。一般所謂「性高潮」可分為三種：

第一種是「陰蒂」高潮，即是由觸摸、揉搓，而引致高潮快感，會經由神經傳導至性器官週邊，這種快感通常較為短暫，算是一種「初級」快感。

第二種是所謂的「G點」高潮，「G點」的位置，大約在陰道內距陰道口約二吋左右位置上方，即男子龜頭膨脹時的尺寸長度，如果用手觸摸，敏感的話可以感覺有一層較厚的筋膜皮

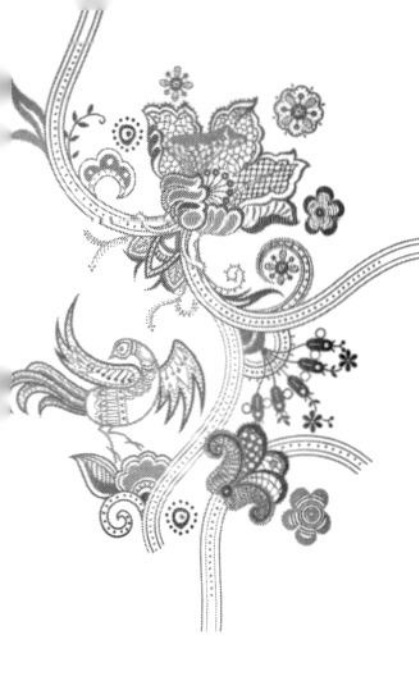

層，經過陰莖摩擦所產生的刺激，會導致腹下神經逐漸酥麻，產生G點高潮，腰部以下均會充滿快感，時間較「陰蒂」高潮稍微長些，屬於「中級」程度快感。

第三種是「子宮頸口」高潮，「子宮頸口」的位置在陰道最裡面，要達到這種極樂高潮很難，必須具備三個條件：

①男子的陰莖要夠「長」，因為要觸及「花心」，不像「G點」高潮，只要陰莖長度超過二吋即可。

②做愛的時間要夠「久」，最少要60分鐘至90分鐘以上，要像燉雞湯或熬煮中藥一樣，久了才會產生精華，發揮藥效。

③房中術的本領要夠「高」，性交技巧要嫻熟，因為性愛是靠男女雙方互動，才會升溫，男子必須察顏觀色，見微知著，由女子的肢體語言，而進行配合（詳見天下至道談），方能達到「十已」（第十階段）的最高境界，這種極樂高潮是由迷走神經控制，能夠震撼腦部，使得全身產生顫慄般快感，達到銷魂蝕骨的深度衝擊，是屬於「最高級」的快感，時間持續非常久，而且是一波一波的高潮迭起，大多數婦女恐怕一輩

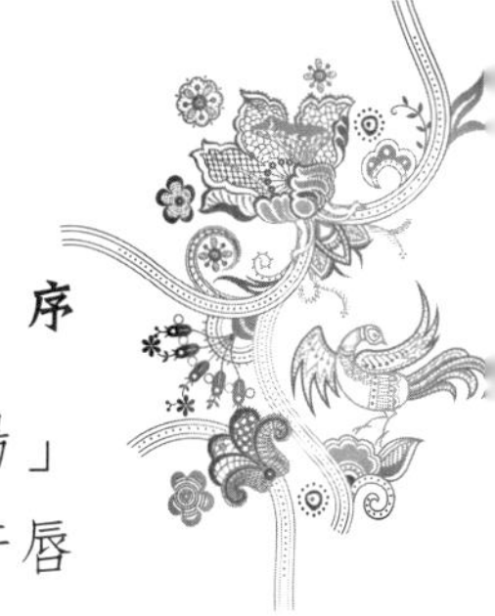

子也享受不到這種頂極快樂之高潮，「合陰陽」文中有形容這種高潮特徵：「大卒之徵，鼻汗唇白，手足皆作，尻不傅席」，誠為最佳寫照。（詳見內文解釋）

通觀本書旨在闡述「健康長壽」之觀念，而一般人對於「健康」概念，多少有一些誤差，尤其是西方文化所引進的「健身房」（所謂的體適能），讓人運用機械來鍛鍊「肌肉」，追求像健美先生（或小姐）的魁梧身材，那些表現在外的「肌肉男」（或女），身體不一定健康，有些是「外強中乾」，報載即有人在「健身房」運動中猝死，值得大家警惕。

其實，追求「健康」應該從內在開始，譬如人體之血液循環，要靠經絡，經常鍛鍊經絡，「高血壓」自然即不藥而癒。我們的五臟六腑經過幾十年的操勞運作，是否應該給予保養、調理，許多突發性的疾病，如心肌梗塞、腦溢血……等等，都是從身體內部爆發，與外表之「肌肉」無關，那些沉迷健身房的人，是否需要「反思」？「外表」重要？還是「內在」較重要？請讀者自行判斷。

此外，國人死亡率最高的「癌症」，已是十

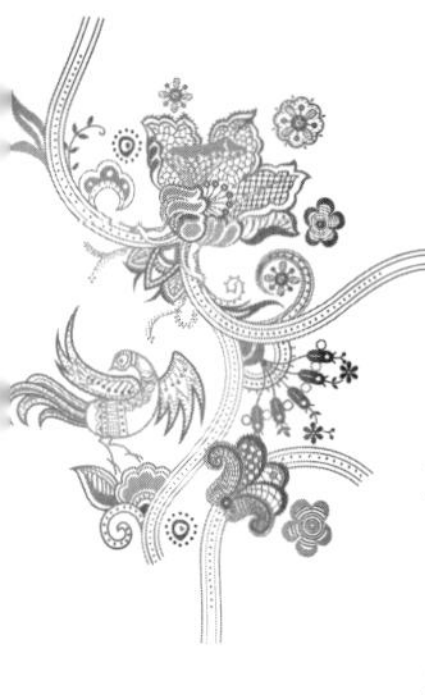

大死因之首，「癌症」也有很多種，據最新公佈的十大癌症，依序為①肺癌②肝癌③直腸癌④乳癌⑤口腔癌⑥胃癌⑦攝護腺癌⑧食道癌⑨胰臟癌⑩子宮頸癌。

身體內部有這麼多「癌症」，到底是如何形成的？據西醫說法是「細胞病變」，但是為什麼有患者開刀切除（或放射性治療）後，不久又擴散？醫師說法是：儀器無法檢測出太過微小的「癌細胞」。以筆者的淺見，是因為身體裡的「廢氣」，造成細胞病變，而形成「癌症」。

「廢氣」，才是「癌細胞」的元凶，本書「十問」中的第四問，容成即有講到「宿氣」容易使人衰老，引發病變（詳見33頁）。據特異功能大師「雲翰子」說，經常看到某人內臟有「黑氣」，或頭腦有「黑氣」，這「黑氣」即是容成所講的「宿氣」積久所變化而成，也是「癌細胞」形成前的階段，以最新的檢測儀器，恐怕還看不出來，但是用「天眼」看卻很清楚。

據最新資料顯示：「癌細胞是無法在充滿『氧氣』的環境中繁衍」，所以每天必需練「氣功」，以利「氧氣」進入細胞層，「氣功」療法是一種「消滅」癌細胞的有效方式。2012年四

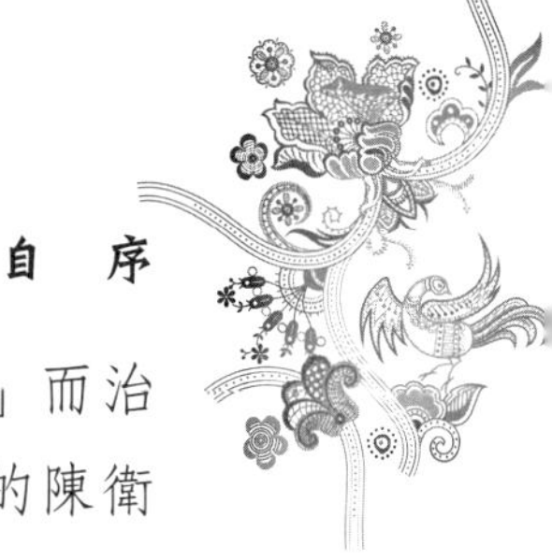

月份時報周刊1782期曾報導因練「氣功」而治癒「癌症」的事例。患者是當年五十八歲的陳衛華，是台中知名的心臟科醫師，從32歲起，即接連罹患骨癌、腎臟癌、甲狀腺癌等，除了接受醫院治療外，另因練「氣功」才治癒癌症，最近完成新書《奇蹟醫師・二十年戰勝三癌》述說其心路歷程。這個具體的人證，說明了練「氣功」，對於人體內在健康的功效，事實勝於雄辯，希望讀者深思後，下定決心，為了健康的身體，請及早練氣功，有病治病，無病強身，預防勝於治療，幸福人生有賴「氣功」多矣。

本書內功（硬氣功）部份，即針對書中所談到的「六極病症」、「九竅十二節」、「五臟六腑」、「房中術」等做一些「氣功」功法介紹及說明，歡迎讀者不吝指教。

至於書中所附錄的數篇「古文」，旨在以古人之觀點，來印證本書之論述，茲簡要說明如下：

⑴《黃帝內經》所述一般人之生長、老化，大部份都是照此模式衍變，只有少數人因為練「內功」，能夠長生不老，就算活到一百歲，也還有生育能力，這是確有其事的，許多古代經典

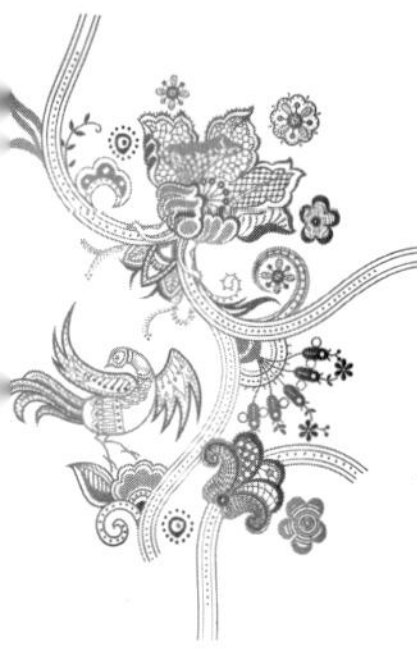

都有記載，不容否認。

《黃帝內經》為中醫經典之作，也談到「房中術」的「七損八益」，其中有言：「知之則強，不知則老，愚者不足，智者有餘，有餘則耳目聰明，身體輕強，老者復壯，壯者益治，故壽命無窮」。說明了愚笨的人不懂「七損八益」，容易衰老早夭，聰明的人則可以健康長壽，其關鍵因素，即是懂不懂「七損八益」，會不會「房中術」氣功，讀者細心琢磨，當知其中奧秘。

⑵《彭祖傳》中所言：「其體中或有疲倦不安，便導引閉「氣」，以攻其患，心存其身、頭、面、九竅、五臟、四肢，至於毛髮，皆令其存覺，其「氣」行體中，起於鼻口中，達十指末，尋即平和也」。說明了練「內功」的好處，如果身體偶有不適，則「運氣」打通經脈，到達末梢神經，很快即恢復正常，不會生病，能不生病，自然長壽可期。並點出長壽之秘訣：「但知房中之道、閉氣之術，節思慮，適飲食，則得道矣。」

⑶《史記》扁鵲列傳，所述扁鵲具有特異功能，可以隔牆看到人，用特異功能看病，「盡見五臟癥結」，換句話說，即是有透視功能，勝過

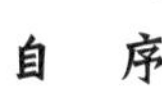

現代的X光、超音波等檢測儀器。這種人非常稀少。

除扁鵲外，華佗曾看出曹操頭腦長「瘤」，應該也是用「天眼」看出，此外筆者曾看過抱朴子（葛洪）所畫的人體透視圖（古畫），可能也有「天眼透視」功能，否則怎能畫的出來。由古至今，這類人物偶有出現，就是現在台灣也有，即是為本書作序的，特異功能大師「雲翰子」。

具有特異功能的扁鵲，可以看見齊桓侯之病，由淺入深，告之卻不信，結果病入膏肓，等到病發有感時，已無法救治，「前車之轍，後車之鑑」，足為吾人借鑑。

誠如文中所述：高明的人，見微知著，如果能讓醫師及早治療，則病可以治好，身體恢復健康。但是世間的人，自以為是，死鴨子嘴巴硬的人很多，他不信這一套，你也拿他沒辦法，所以扁鵲為人看病有他的原則，即「六不治」：

①自以為是的人不治。

②認為錢比命重要，捨不得花錢的人不治。

③生活作息不正常的人不治。

④經脈紊亂，內臟氣血不順的人不治。

⑤身體虛弱，連藥都不能吃的人不治。

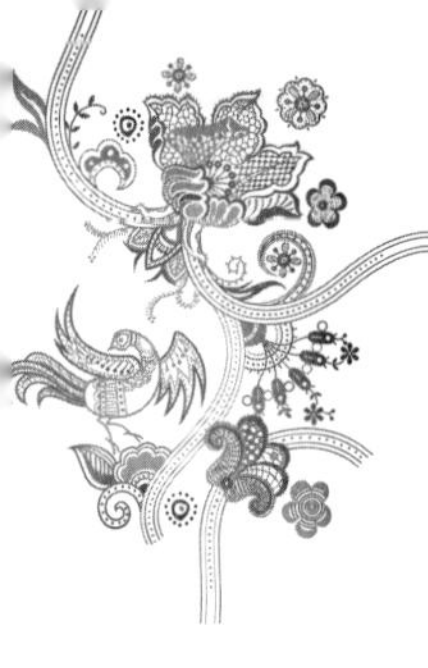

⑥迷信吃香灰、喝符咒水的人不治。

凡是碰到患者，發現只要符合其中一項的人，即不予治療，免得出力不討好。

其實，人的健康，要靠自己預先防範，不要等到生病了，再來求醫，古語有云：「上醫治未病，中醫治欲病，下醫治已病。」扁鵲是一個「治欲病」或「治已病」的中、下層級名醫，真正能夠「治未病」的是彭祖、容成，或是我們這類教人練「內功」的師傅，才是所謂的「上醫」，能夠使人不生病，勝過有病再去醫治，對人也算「功德」一件，善莫大焉。

⑷《抱朴子》葛洪論長生不老，較為中肯，他認為行氣吐納可以延年，屈伸導引可以難老，草本藥餌可以無窮，房中之術可以度世，但不能偏修一事，必須兼容並蓄。

然論及玄女、素女、子都、容成、彭祖之屬，蓋載粗事，終不以至要者著於紙上者也。自古及今，都是如此，秘訣要靠口授心傳，還要看有沒有這個緣份，非其人者不會傾囊相授，這是可以理解的。誠如抱朴子所言：不得其術者，猶如用冰水做的杯子來盛熱湯，以易燃物來蓄火，那是徒勞無益，不可能達成目的。

⑸孫思邈是唐代名醫，139歲時寫成《千金翼方》，為中醫經典之一，本文是其房中養生專論，他說人年至四十，須識房中之術，千萬不可吃壯陽藥物，否則「精髓枯竭，唯向死近」。學習「房中術」之目的，「非欲務于淫佚，苟求快意，務存『節欲』，以廣『養生』也。非苟欲強身力，幸女色以縱情，意在『補益』以『遣疾』也，此房中之微旨也。」值得吾人「效法」。

文中有謂：「精少則病，精盡則亡，不可不思，不可不慎」，值得吾人「警惕」。

最後言及男女交媾，應避免在風雨雷電、日月星辰、神廟佛寺、并灶圊廁、塚墓屍柩之傍，除了有優生學之考量，可能還有人所看不見之神靈鬼怪，在附近注視，值得吾人「忌諱」。

⑹我的「靈異」體驗，是筆者從小至今所經歷的真實故事，雖然有點不可思議，但絕無半點虛假，甚至還有人證、物證，可以考證。我之所以將其記錄下來，只是證明天下之大，無奇不有。過去，已有許多古人記載「靈異」現象，未來肯定還會有，筆者所接觸的靈異現象，只是眾多「靈異」的極小部份，在這世界上「人」所未知的領域太多，需要不斷探索，筆者不贊成孔子

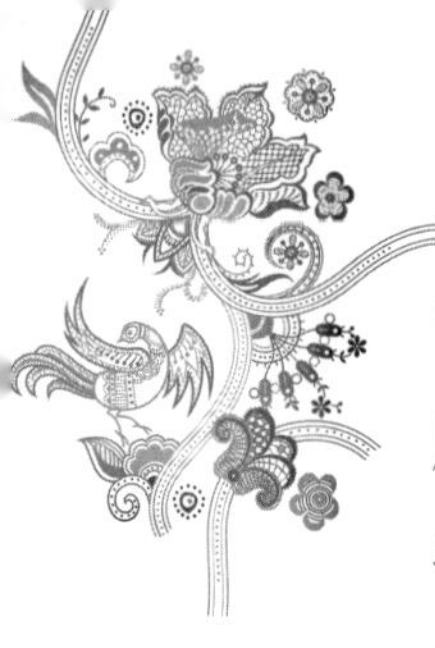

所說：「子不語怪力亂神」，應該成立專門機構尋找真相，以釋疑解惑，為人們趨吉避凶，追求幸福，才是正確作法。

從筆者所見（接觸）之「小人、小馬」，福德正神「土地公」、「鬼」、「魅」、「龍」、「蠱」、「八仙」、「精」、「靈」等靈異現象，不知是我「得天獨厚」，還是許多人也曾碰過，不足為奇，筆者是以「好奇」心態，提出來僅供大家參考。

最後，特別感謝雲翰子為拙著寫序，也謝謝部份學生，不辭辛勞為本書校稿，及昔日好友、同袍戰友之鼎力支持，由於筆者才疏學淺，遺漏謬誤之處難免，尚祈先進前輩不吝指正。

目　錄

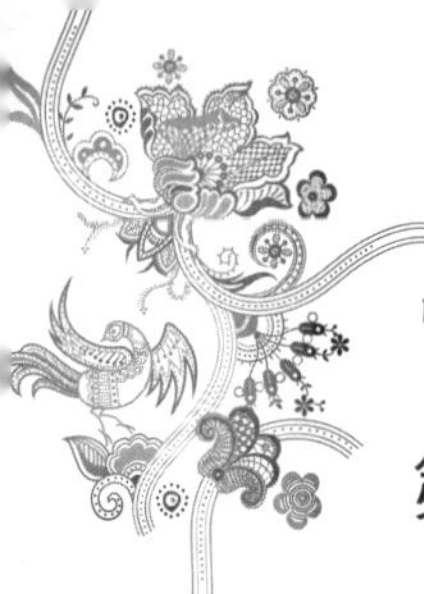

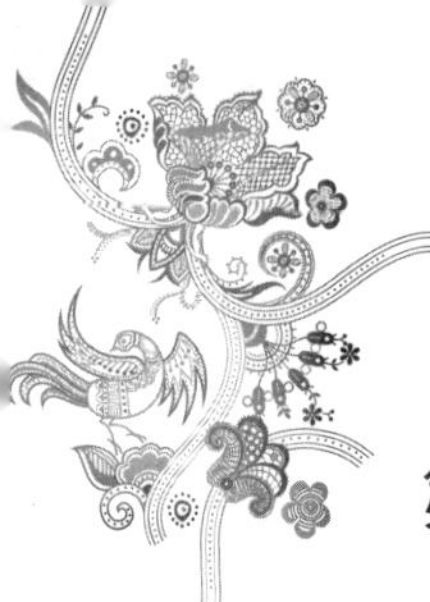

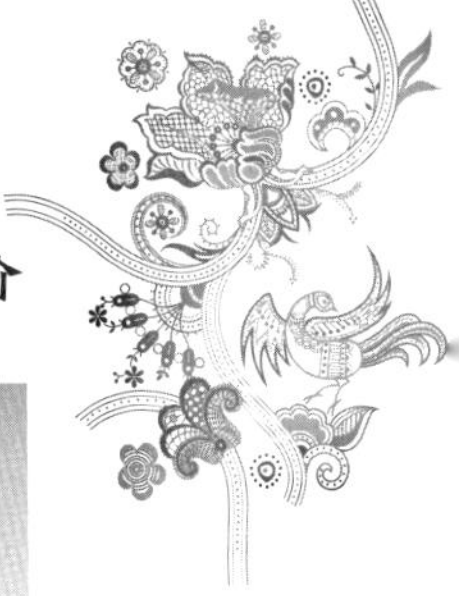

第一篇
長生不老《十問》簡介

自古至今，許多人都在追求「長生不老」，其中最有名的當推「秦始皇」，曾派徐福率三千童男童女尋找「長生不老之藥」。

談到「長生不老」，人們還是「信者恆信，不信者仍不信」，不過，大家都相信「運動」可以保持健康，如果能不生病，就可以長壽，據報載，世界上許多鄉下小村落，年長百歲者，比比皆是，有「長壽村」美名，這只是一般普通百姓而已，如果有經過特殊修煉，活個二、三百歲應該沒什麼問題。

據《史記》所載，春秋、戰國時期，名醫扁鵲可看人五臟顏色，為貴族治病的行醫記錄，前後即三百餘年，一般人認為不可能，但若仔細想想，名醫一定有他的養生之道，否則憑什麼給人治病，而獲得好名聲。

以筆者練氣功數十年的經驗，及所接觸有特異功能的人士，發現人修煉到一個階段，真的

可以開「天眼」，看人的內臟像看電視一樣，比照X光片、電腦斷層掃描還要清楚，也可以看見鬼、神、龍、麒麟、狐仙、外星人……等等，普通人所看不到的景象。也曾介紹親友親自體驗，事後都說好神奇啊！

歷史故事說華佗看曹操腦部長瘤，需要開刀，卻嚇得曹操以為要謀害他，將華佗下獄。其實他是用「天眼」看出來，如果時至今日，就可以至醫院照X光，或電腦斷層掃描，便足以印證真假。

我們常說「人為萬物之靈」，就有無限可能，自然界即有許多特異現象，如「浮水之石」（早期祖母使用的洗鍋石、火山爆發之石灰）、「沉水之木」（黑檀、鐵木、沉香，入水即沉），不要因一般人未見，即否定它的存在，人如果好好修煉，就能脫胎換骨，與眾不同，甚至得道成仙。

以上闡述，旨在說明「長生不老」確有其根據，惟一般人不得其法，難以登堂入室。本文介紹古人對此問題的不同看法，極具參考價值，至於練功部份，一定要老師指導具體做法，才有效果。

以下說明「十問」，是十個歷史名人，請教養生專家，對於健康長壽的看法，第一、二、三、四問是黃帝詢問天師、大成、曹熬、容成的對白，第五問是堯問舜，第六問是周朝王子問彭祖，第七問是殷商盤庚問耇老，第八問是大禹問師癸，第九問是戰國時期，齊威王問文摯，第十問是戰國時期秦昭王問王期。

這些養生專家提供的答案，主要內容可分為十項，茲簡述如下：

（一）**藥補**——吃什麼藥有助養生，可以長壽，但不能亂吃。

（二）**食補**——吃什麼食品、喝什麼飲料，有助養生、長壽。

（三）**氣補**——要練氣功導引，練氣化精……等等。

（四）**人補**——談到採陰補陽，以人補人，如何採氣、水、精等。

（五）**睡補**——睡覺也可練功，如何睡，有助長生。

（六）**日月補**——太陽、月亮有其能量，如何採取，以滋養人身。

（七）不洩——指男子精液很珍貴，應惜

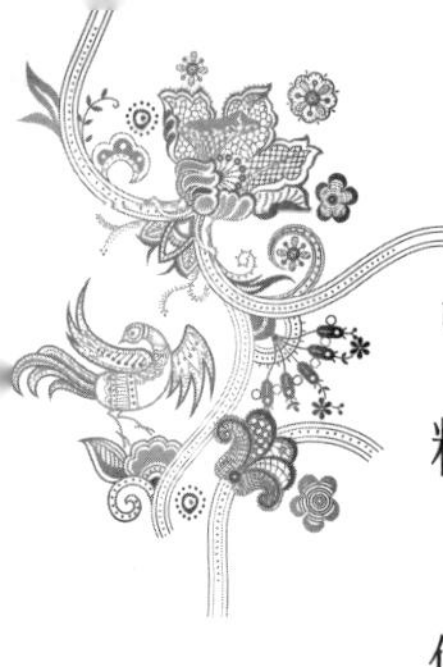

精、固精、鎖精。

（八）**有洩有補**——男子洩精會腎虧，應如何補？

（九）**四咎**——如何避免春、夏、秋、冬之煞氣，傷人於無形。

（十）**未老先衰**——一般男人可活七、八十歲，但四、五十歲陰莖就退化，如何保養、強化有秘訣。

綜上所述，書上只講理論，讓人瞭解道理，真正具體做法，還是要請老師教，只要勤學勤練，一定會使身體強健，長壽可期，享受健康美滿人生。

一、天師之食神氣之道

【原文】

黃帝問於天師曰：「萬物何得而行？草木何得而長？日月何得而明？」

天師曰：「爾察天地之情，陰陽為正，萬物失之而不繼，得之而贏。食陰擬陽，稽於神明。食陰之道，虛而五臟，廣而三咎，若弗能出　。食之貴靜而神風，距而兩特，參築而毋遂，神風乃生，五聲乃對。翕毋過五，致之口，枚之心，四輔所貴，玄尊乃至。飲毋過五，口必甘味，置之五臟，形乃極退。薄而肌膚，及夫髮末，毛脈乃遂，陰水乃至，濺彼陽炥，堅蹇不死，飲食賓體，此謂復奇之方，通於神明。」天師之食神氣之道。

本文旨在闡述天師的採陰補陽方法及秘訣，茲說明如下：

黃帝請教國寶級養生專家：為什麼萬物能夠自然繁衍變化？花草樹木為什麼能夠生生不息的成長？太陽、月亮為什麼能夠大放光明，產生能量，滋養動物、植物？

天師回答說：如果您仔細觀察天地萬物自然衍變的情況，就會發現，都是因為陰陽變化有一定的規則，若是違背這自然界的規則，就不能繼續生存發展，如果您掌握了這個訣竅，並遵循陰陽變化的規則，就會繁榮旺盛。

若是運用以上所說陰陽變化的規則，用來「採陰補陽」，就會達到健康長壽，甚至得道成仙的境界，與女子做愛，就可以陰陽調和，採補之目的及方法，主要是補益體內五臟及擴充上、

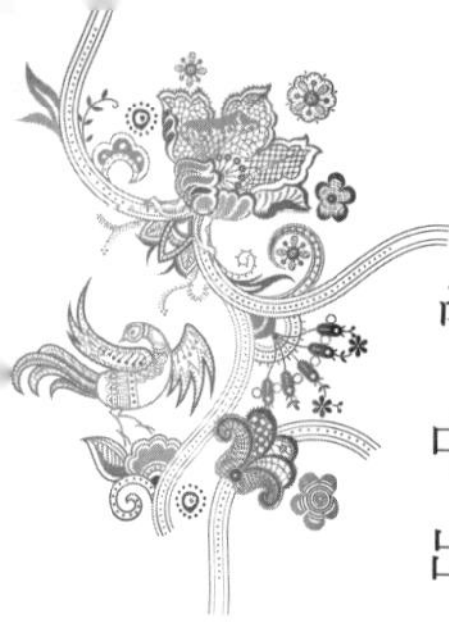

中、下三焦的精氣，使其保存在體內，不要逸出。

進行採補的時候，一定要心神安靜，這樣才能養精蓄銳，在交媾的時候，可以持久對峙，當陰莖持續不斷的抽送而不洩精，精氣就會充沛，女子就會發出五種叫床的呻吟聲，此時即可以吸取女子的精氣，但不要超過五口，將所採補的精氣，透過口、鼻，收藏在內臟（丹田）裡，然後透過手腳、四肢，回歸到全身經脈。

當女子口中產生帶有甜味的津液時，即可以吸吮五口，將這種帶有甜味的口水，吞下保存在五臟裡，身體就會急速發生變化，使精氣滲入到皮膚肌肉裡面，最後達到末梢神經，使毛細孔和全身經脈都暢通無阻，這時體內就會增加精液（元氣），促使陰莖發熱膨脹，變得非常強壯、堅硬，持續抽送歷久不衰，絕不會軟弱陽痿，這種陰陽調和，補益身體之作法，就是修補虧損，恢復精神的方法，符合自然界陰陽變化的規則。

以上所說的種種作法，就是天師採補精氣的秘訣。

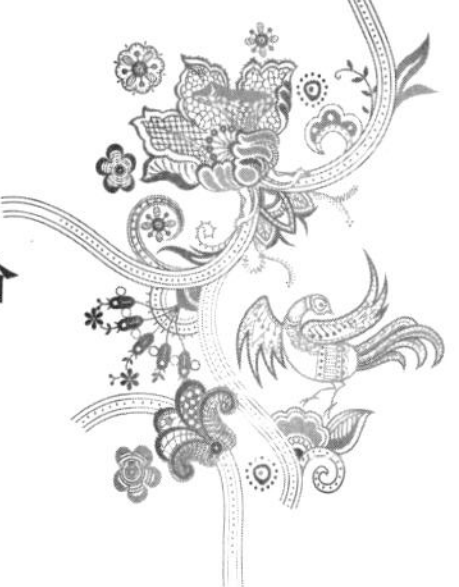

二、大成之起死食鳥精之道

【原文】

黃帝問於大成曰：「民何失而顏色麤貍，黑而蒼？民何得而腠理靡曼，鮮白有光？」

大成答曰：「君欲練色鮮白，則察觀尺蠖之食方，通於陰陽，食蒼則蒼，食黃則黃。唯君所食，以變五色。君必食陰以為常，助以柏實盛良，飲走獸泉英，可以卻老復壯，澤曼有光。接陰將眾，繼以蜚蟲，春爵員駘，興彼鳴雄，鳴雄有精，誠能服此，玉策復生。太上埶遇，廱彼玉竇，盛乃從之，員駘送之；若不埶遇，置之以䵄。誠能服此，可以起死，大成之起死食鳥精之道。」

本篇是養生專家大成，提供給黃帝參考的養生之道，主要是講如何以「食補」，來改善「陽痿」的秘訣。茲說明如下：

黃帝請教養生專家大成，說道：人民有什麼差錯，致使臉色看起來粗糙不堪，又黑又晦暗，有什麼方法可以改善？變得光鮮亮麗、肌膚潤滑。

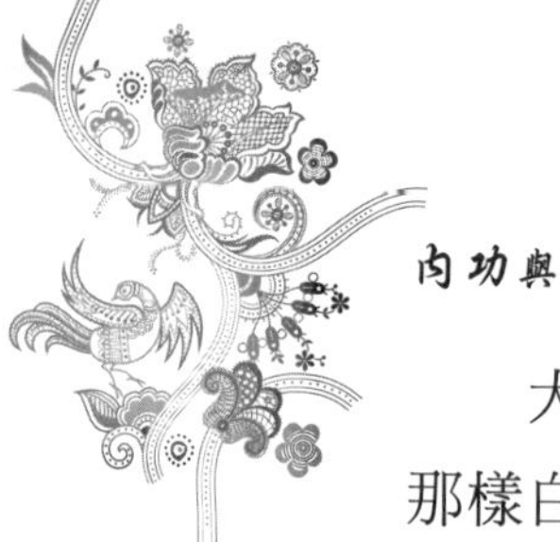

大成回答說：您若想長得白白淨淨，像絲帛那樣白得發亮，可以觀察尺蠖吃樹葉的方法，這符合陰陽變化規則。譬如吃青色食物，就會變成青色，吃黃色食物就會變黃，好像變色龍一樣，依照您所吃的食物顏色，來變化如紅、黃、青、白、黑等五種顏色。

您必須經常吃一些滋陰補陽的食品，再加上柏實（古中藥名，今中藥店查無此藥）就更好。喝牛奶、羊奶或動物陰莖、睪丸熬煮的湯，就可以防止生理機能老化，使其恢復正常的性功能，身體也會更加強壯有力，容顏亮麗，皮膚光澤。

如果與女子性交的次數較為頻繁，怕精力不繼，就再增加飛鳥類的補品，如春季時節雀鳥的蛋，及鼓勵吃早上會叫的公雞卵蛋，因為公雞的睪丸很補，若是能吃上述所說的這些強精壯陽的食品，陰莖就會恢復到以前很強悍的狀態，隨時可以與女子性交，陰莖強大到一下子就可塞滿女子陰道，如此精力旺盛，就順其自然，吃些鳥蛋及睪丸之類的食品即可以了。

如果還不能使陰莖勃起，進行正常性行為，表示男子陽痿較為嚴重，就再加一些麥芽、麥粉之類的混在鳥蛋或睪丸之類的補品，一起熬成粥，若是能照此方法來服用，就一定會產生很好的效果。這就是養生專家大成的治療陽痿，用鳥蛋、動物陰莖、睪丸等食品來強精壯陽，改善性功能的方法、秘訣。

三、曹熬之接陰治神氣之道

【原文】

黃帝問于曹熬曰：「民何失而死？何得而生？」

曹熬答曰：「陰陽之合也而取其精。待彼合氣，而微動其形。能動其形，以致五聲，乃入其精。虛者可使充盈，壯者可使久榮，老者可使長生。長生之稽，偵用玉閉。玉閉時辟，神明來積。積必見章，玉閉堅精，必使玉泉毋傾，則百疾弗嬰，故能長生。接陰之道，必心塞葆，形氣相葆，故曰：壹至勿星，耳目聰明；再至勿星，音氣高揚；三至勿星，皮革有光；四至勿星，脊胠不傷；五至勿星，尻髀能方；六至勿星，百脈通行；七至勿星，終身無殃；八至勿星，可以壽長；九至勿星，通於神明。」曹熬之接陰治神氣之道。

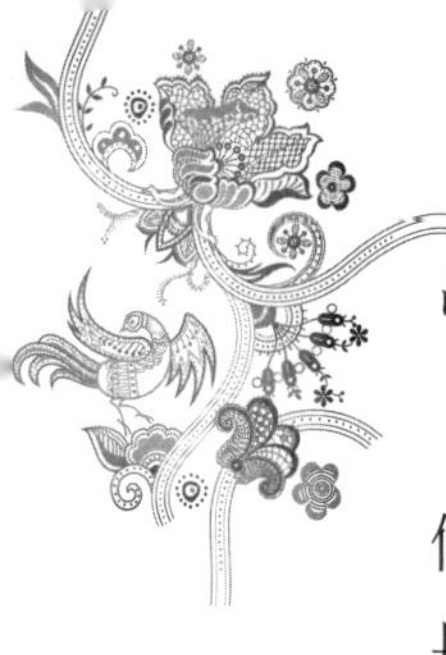

本篇是性學專家曹熬，提供給黃帝參考，如何以性行為來鍛鍊精氣，期使精神旺盛、健康、長壽的秘訣。

黃帝請教性學專家曹熬，說道：「一般人是做了什麼不對的事，而提早夭死，而有些人能夠長生不老，是不是他得到什麼秘訣嗎？」

曹熬回答說：人的早死或長壽，最主要的關鍵，就在男女性行為，看他會不會「房中術」，如果不懂又貪色縱慾，一定耗精敗腎，自然提早夭折。

而會「房中術」者，運用男女陰陽調和時機，可以採取女子精氣，滋陰補陽。

正確做法是，等待女子性慾來臨時，將陰莖插入陰道，使陰陽氣調和，再慢慢的抽送，經過持續的交媾，女子就會感受到強烈的快感，而發出五種不同的叫床呻吟聲，此時即可以採取女子精氣，使身體虛弱的男子變得精力旺盛，身體健康的人會變得長久健壯，年老的人，可以延年益壽，活得更久。

經過研究的結果，發現「長生不老」的秘訣，主要是在男女性愛時能夠「鎖精不洩」，如果能夠善用鎖精，使陰莖不洩，並密守在特定部位，這樣精氣就會累積、儲存在身體裡面，累積到一定程度，就會彰顯出它的效果。若是長時間能夠守住精室，切勿輕易洩漏精液，就會百病不侵，不致引起雜七雜八的毛病，能夠不生病，自然就可以延長壽命，達到長生不老之目的。

男女性愛交媾的方法，有許多種，其中有一個很重要的原則，就是做愛時一定要「心神安定」，不可亂了方寸，其次即是動作與呼吸要互相配合，如此才能持久做愛而不會洩精。

能夠做到持久不洩，就可以滋陰補陽，強精壯陽，所以說：

性交第一回合：男子不洩，就會使耳朵靈敏，眼睛明亮。

第二回合：男子不洩，就會使講話聲音，變得中氣十足，宏亮大聲。

第三回合：男子不洩，就會使皮膚滑潤細緻，光澤亮麗。

第四回合：男子不洩，就會使上半身脊椎、手、肘、骨、關節增強韌性，不容易受傷。

第五回合：男子不洩，就會使下半身、屁股、大腿結實健壯。

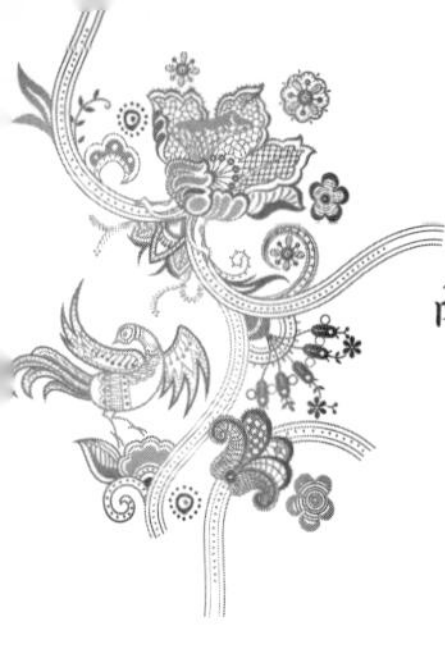

第六回合：男子不洩，就會使全身上下、經脈暢通，不會堵塞。

第七回合：男子不洩，就會一輩子不易生病，不致產生痛苦或禍患。

第八回合：男子不洩，就會延年益壽，活得很長久。

第九回合：男子不洩，就會達到得道成仙的境界。

這就是性學專家曹熬靠行房來鍛鍊精氣的秘訣。

四、容成之治氣摶精之道

【原文】

黃帝問于容成曰：「民始蒲存溜刑，何得而生？溜刑成體，何失而死？何曳之人也，有惡有好。有夭有壽？欲聞民氣贏屈弛張之故。」

容成答曰：「君若欲壽，則順察天地之道。天氣月盡月盈，故能長生。地氣歲有寒暑，險易相取，故地久而不腐。君必察天地之情，而行之以身。有徵可知，間雖聖人，非其所能，唯道者知之。天地之至精，生於無徵，長于無形，成於無體，得者壽長，失者夭死。故善治氣摶精者，以無徵為積，精神泉溢，翕甘露以為積，飲瑤泉靈尊以為經，去惡好俗，神乃溜刑。翕氣之道，必致之末，精生而不厥。上下皆精，寒溫安生？息必深而久，新氣易守。宿氣為老，新氣為壽。故善治氣者，使宿氣夜散，新氣朝㝡，以徹九竅，而實六腑。食氣有禁，春避濁陽，夏避湯風，秋避霜霧，冬避淩陰，必去四咎，乃深息以為壽。朝息之志，其出也務合於天，其入也揆彼閨誦，如藏於淵，則陳氣日盡，而新氣日盈，則形有雲光。以精為充，故能久長。晝息之志。呼吸必微，耳目聰明，陰陰孷氣，中不薈腐，故身無痾殃。暮息之志，深息長徐，使耳勿聞，且以安寢。魂魄安形，故能長生。夜半之息也，覺寤毋變寢形，深徐去執，六腑皆發，以長為極。將欲壽神，必以腠理息。治氣之道，出死入生，驩欣咪轂，以此充形，此謂摶精。治氣有經，務在積精，精盈必瀉，精出必補。補瀉之時，於臥為之，酒食五味，以志治氣。目明耳聰，皮革有光，百脈充盈，陰乃得生，繇使則可以久立，可以遠行，故能壽長。」

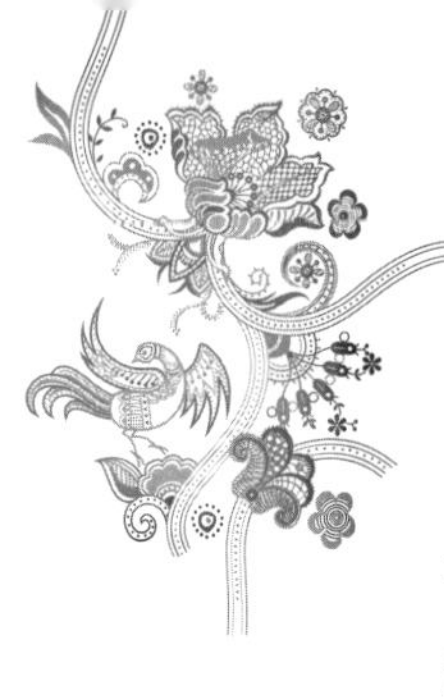

本篇是氣功養生專家容成，提供給黃帝參考，如何練氣功，及化「氣」為「精」的方法、秘訣。《史記》「列仙傳」記載，容成為黃帝之老師，曾會見周穆王，算算年紀已超過彭祖八百歲，應該一千多歲了，已經得道成仙，後世尊稱為「容成子」。

以下說明內容：

黃帝請教容成說：「人民最初是由天地陰陽化育成形，有什麼方法能長久生存下去，既然已經發育成熟，為什麼有些人會早死，是不是做錯了什麼事情，這是什麼時代的人哪？為什麼社會上有這麼多不同的人，有人喜歡做善事，有人卻會做壞事，有的人很年輕就過世，有的人卻長命百歲都不顯老，我想瞭解為什麼有些人顯得精神很旺盛，有些人卻有氣無力，疲勞的躺在那裡，這到底是什麼原因啊？」

容成回答說：

「如果您想活得久一點的話，就請仔細觀察天地自然變化的規則，並且遵循這個規則，譬如說仰觀天文氣象，由月亮盈虧，可看出初一、十五是不一樣的，因此可以長久存在。俯察地理因氣候變化而產生嚴寒季節與酷暑季節，地勢也有高低之分，有險峻高山，也有平坦之途，這些自然現象可以相輔相成，所以大地雖經歷若干億年都不會腐化，您必須瞭解這天地變化之奧秘，將其運用在人的自身，並且由自己來親身體驗、實踐，就會發現大自然的衍變，是有其徵兆可以預先得知，時至今日即使是德高望重的聖人（頂尖專家），如果不是其擅長的項目，他也搞不清楚狀況，只有親身體驗衍變規則，得到秘訣的人，才會知道奧妙所在。」

天地之間最精華的東西，往往是自然衍變產生出來的，沒有任何徵兆可以看到，生長起來也沒有一定形態，長成後也無法形成一個固定物體。得到這個最珍貴的寶貝，壽命就可以活得很長久，失去這個寶貝，就會夭折早死。所以能力高強的氣功大師，懂得如何「煉氣化精」，就像古人煉丹一樣，將氣摶來摶去，有點像搓湯圓，會愈搓愈大，誠如老子所說：「惚兮恍兮，其中有象，恍兮，惚兮，其中有物，窈兮冥兮，其中有精，其精甚真，其中有信。」一般文人學者總是搞不懂，亂予註解，氣功高手一看便知，就是指「摶精法」。

煉此法就是以無形的氣，摶來摶去，慢慢

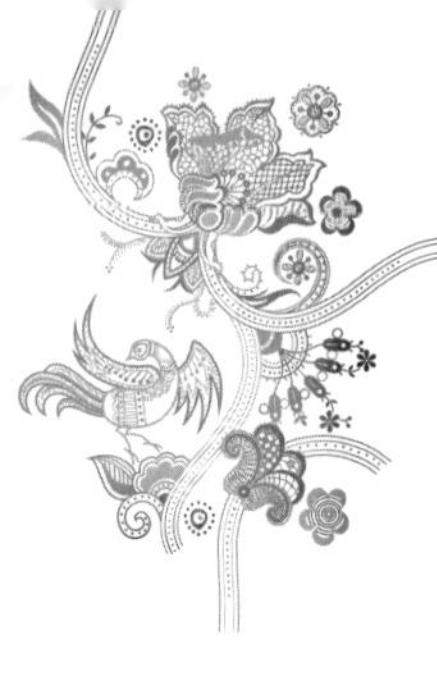

的會形成「精氣」，累積久了，就會形成「精」丹，道家祖師爺老子所印證的這套說法，其源頭就是容成的理論，所以追本溯源，本文是最早的正統觀點，請讀者明辨，不要以訛傳訛，誤入歧途。

「摶精法」常練，就會顯得精神旺盛，像泉水一樣，不斷湧出滿溢，還要吸取山林裡的露水，以累積能量。

所謂「餐風飲露」，是有這麼一回事，據筆者一位獨眼龍老師，親口證實其曾至高山訪師祖，看到一群老人都百歲以上，清晨練完氣功，就找露水吸飲，並摘樹上嫩芽嚼食，喝山泉水，根本都不吃飯，每天都在修煉仙術。

印證本文，若合符節，容成所云要經常喝好的山泉水，與上等美酒，並戒除不好壞習慣，多行善事，培養好習慣，身體就會容光煥發，很有精神。

「練氣化精」的方法，必須由經脈導引到末梢神經，包含手指、腳趾及陰莖部位，這樣精氣就不斷產生，而不會匱乏，如果全身上下都有精氣在護衛，就不會因忽冷忽熱而導致的風邪，侵入身體引發疾病，這種事絕不會發生。

讀者如果觀看佛教、道教的人物畫像，就可以發現那些仙、佛身體及頭部都有一層光圈，那即是精氣。現代有一種俄羅斯製造的「亞利安」照相機即可以將人體氣場照出來，筆者多年前曾與友人照過一次，朋友氣場很弱，解說員很奇怪我的氣場光圈為何這麼強，我心知肚明，笑笑說可能是練氣功的關係吧！

這足以證明古人「言而有徵，信而不誣」，筆者數十年來，幾乎不曾生過病，至今也未住院過，可見練氣功「摶精法」真的很受用。

容成又說：呼吸必須深長，練氣一定要時間長久，新鮮的氣在體內，可以守護我們不易疲勞，陳舊的廢氣，容易使人衰老，引發病變。西醫至今搞不懂癌症的成因，其實就是容成講的「宿氣」——陳舊廢氣。報載常有工人洗水塔（或水槽），因長時間密閉，空氣質變，一旦吸入廢氣，不死即昏，屢見不鮮。

人體器官處處都有水槽，年輕時氣血旺盛，不致出事，中老年後氣血變弱，循環不順暢，就會有壅塞、滯閉現象，而產生宿氣，如未推陳出新，積久細胞就會發生病變，形成「癌症」。

預防之道，就是要練內功，這不是一般打

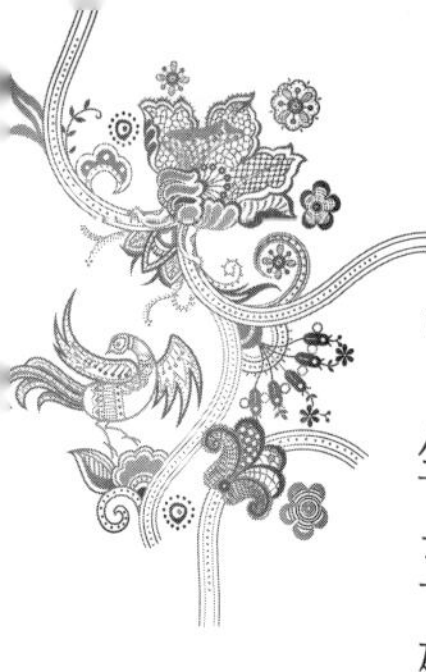

坐、呼吸就能奏效，而是要針對性的將氣導引至五臟六腑，全身經脈，可以治病，養生功能的特殊內功，這有許多秘訣及奧妙，不是三言兩語講得清楚，暫且不談。

所以容成說：經常保持新鮮空氣在身體內，才會長壽。因此懂得這套推陳出新的氣功人士，會使陳舊廢氣，在夜晚時刻，將其排出體外，新鮮的氣，要在一大早將氣吸聚在體內，以打通人體最重要的九個關竅，包括眼、耳、鼻、口、尿道、肛門等。並用氣按摩、修補五臟六腑，並充實內臟的精氣。

練內功時要注意，一年四季有一些禁忌，春天時候，要避開因冷、熱交替產生的渾濁風邪，夏天時候，要避免在最熱的時候吸到熱風中暑，秋天時候，要避免在下霜、起霧的清晨練功，冬天時候，要避免在寒流來的半夜起床，中了煞氣，這四種災害，一定要預先防範，這是大自然每年都有因氣候變化而產生的無形煞氣，許多人都未注意而中煞，輕者住院療養，重者一命嗚呼，不可不慎。

因此，經常練氣功者，能夠深呼吸，將氣導引至經脈、內臟，這種人定會長壽。

練氣的方法，在早晨呼吸時的意念，吐氣必須符合大自然節拍，吸氣則要衡量肺活量，將新鮮的氣導入五臟六腑，有如藏在深淵裡，用這種方式去做，陳舊的廢氣，自然會排除，新鮮的元氣，愈來愈充滿在內臟中，「誠於中則形於外」，身體就會顯得容光煥發，精力充沛，這都是因為練「摶精法」而產生的精氣，充滿在全身上下，所以生命比一般人要能夠活得較為長久。

白天練氣功時的意念，吸氣吐氣必須愈細微愈有效果，照此方式長久做下去，一定會身體健康，耳朵不重聽，眼睛也不會視力衰退，體內深藏著生生不息的精氣，保護著五臟六腑，不致腐壞，所以身體不會有疾病、疼痛的症狀發生。

黃昏之後，練氣功的方法，呼吸時的意念，要用深呼吸方式，呼吸時間要拉長；吐納動作愈慢愈好，意念盡量集中，不要被嘈雜聲音干擾而分心，這樣就可以逐漸「入靜」及「入定」，使魂魄安於體內，使精、氣、神合而為一，因此可以長生不老。

半夜練氣功的方法，也有秘訣，即所謂「睡功」是也，當姿勢擺好以後，不論睡著或已醒，不可以改變睡功的姿勢，手、腳、膝蓋、頭部，

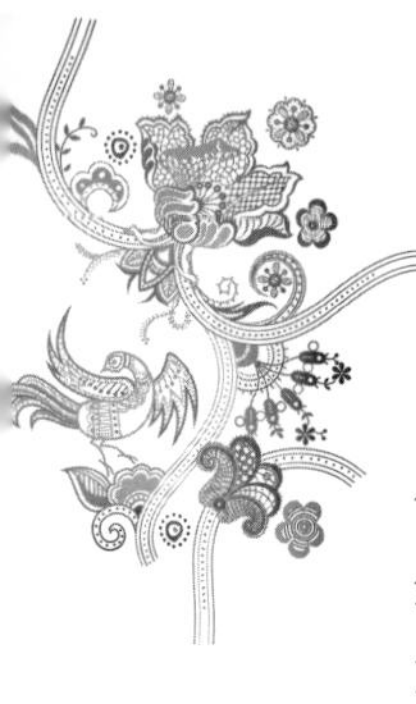

只要有一項脫離指定部位，就前功盡棄，沒有效果。練的時候，呼吸要深長，而且要緩慢，最重要的是去除「執著」，也就是身體的僵硬姿勢，儘量放鬆、柔軟，保持自然，練至一定階段，功到自然成，就會感覺五臟六腑好像發生人地震，人會被驚醒，這種現象，以震動愈大，時間愈久愈好。

筆者一位學生，叫劉×衛，練此功大約二週，有一天告知在練睡功時睡著，半夜突然震動驚醒，問其何故如此？吾即恭喜其大功告成。

以筆者之經驗，功成後仍以睡功姿勢睡覺，半夜陰莖會自動勃起，少則一次，多則三次，足證容成之功法，可以「化氣為精」，信而有徵，為難得之練功寶典。

容成又說：如果要長久保持精神旺盛，必須以肌膚毛髮來呼吸。鍛鍊氣功的秘訣，主要方法即是「吐故納新」，將體內廢氣排出，吸取新鮮空氣，不斷循環，推陳出新，保持歡喜的心態，輕鬆的鍛鍊，用以上所說的方法，將精氣充滿全身，這就是煉氣化精的摶精之道。

鍛鍊「摶精法」，有一定的法則，最重要的關鍵，就是要不斷的累積精液（液化氣），當精液滿溢之時，就需要正常的發洩，以新陳代謝。洩過之後，就需要補充精氣，補充的時機，最好在睡覺時練睡功，很快就會補充回來，好像電瓶充電一樣。筆者行房洩過之後，大約兩小時，陰莖又再度勃起，可見睡功之神效。曾有同齡之學生，自言洩過之後，要二週後才能再行房（未練功前）。

容成又說：正常的飲食，包括飲酒、吃菜，都可以幫助我們鍛鍊氣功，使耳朵靈敏，眼睛視力正常，皮膚顯得容光煥發，全身經脈暢通，不會有心血管堵塞的疾病，縱使年紀大了（一般人六十幾歲，精液枯竭，陽痿不舉），如果有練「摶精法」及「睡功」的話，必定像年輕人一樣，精液不斷產生，不但可以長久站立，還可以走很遠的路，都不會疲倦，因為身體非常健康，不會生病，所以就比一般人活得更為長壽。

五、舜之接陰治氣之道

【原文】

堯問于舜曰：「天下孰最貴？」

舜曰：「生最貴。」

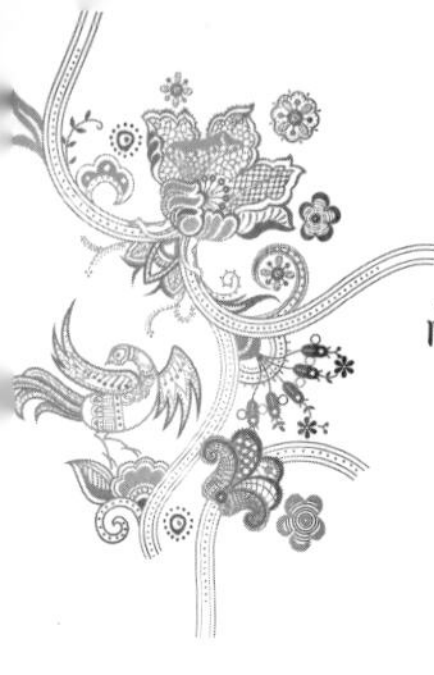

堯曰：「治生奈何？」

舜曰：「審夫陰陽。」

堯曰：「人有九竅十二節，皆設而居，何故而陰與人俱生而先身去？」

舜曰：「飲食弗以，謀慮弗使，諱其名而匿其體，其使甚多，而無寬禮，故與身俱生而先身死。」

堯曰：「治之奈何？」

舜曰：「必愛而喜之，教而謀之，飲而食之，使其題頏堅強而緩事之，必鹽之而勿予，必樂矣而勿瀉，材將積，氣將褚，行年百歲，賢于往者。」舜之接陰治氣之道。

本篇是舜對於性愛之道的養生觀點，一般人常貪圖一時之快感，而縱慾過度，故多「未老先衰，陽痿早洩」，本文提供一套改善方法，從增進性知識開始；到如何保養陰莖，怎樣節制性生活，化傷身為養生的交而不洩法，照此法去做，活到一百歲，還比以前更健康，以下說明舜的養生之道。

堯請教舜，問他：「世界上什麼東西最珍貴？」

舜回答說：「當然是人的性命最珍貴啊！」

堯又問：「那怎樣保養人的生命呢？」

舜說：「要仔細觀察陰陽變化及男女性愛法則，就可以知道正確做法。」

堯又問舜：「人的身體有九個孔竅，及十二個關節，都有一定的位置及功能，為什麼男子的陰莖，與其他器官一起生長成熟，卻比其他器官提早衰退呢？」

舜回答說：「吃喝用不著它，思考問題也使用不上它，大家又忌諱提到它的名稱，平常又躲在人體最隱秘的角落，但是在男歡女愛時，卻欲罷不能，不斷的用其衝刺，而沒有加以節制。因此，雖然它與別的器官同時出生，卻是最早喪失功能。」

堯請教舜說：「應該如何改善性功能呢？」

舜告訴他說：「必須珍惜你的陰莖，要從心裡由衷的當它是你的寶貝來喜愛它，不要糟蹋它，虐待它，並且透過性教育，來增進有關的性知識，並研究房中術中的保健之道，平常多吃一些強精壯陽的食品，如雀卵、雞睪丸及喝牛鞭、羊鞭、睪丸等熬煮的湯，使陰莖變得堅硬強壯，所謂養精蓄銳，一旦性交時，切不可粗暴的

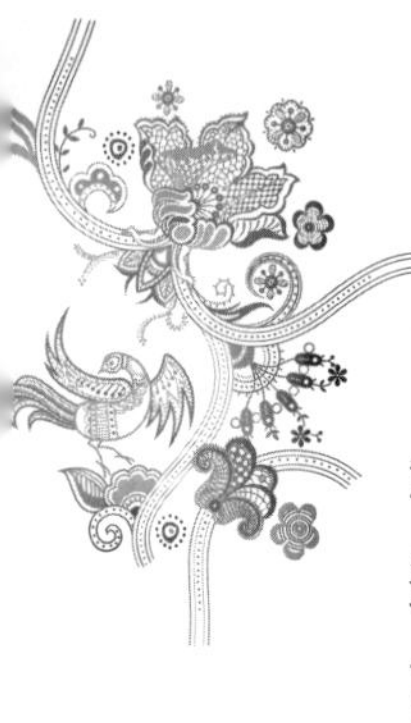

急就章，一定要照房中術法則，按步就班的慢慢進行。交合當中，必須秉持徐緩持久的原則，千萬不可在女子尚未達到高潮就忍不住丟精，必須持續交合而不洩精，使男女享受快樂，卻不傷身體，能夠達到這種地步，精液就會不斷累積，精氣也會佈滿全身，風邪無法侵入，身體就會健康強壯，就算活到一百歲，也比過去體能更為良好，這就是舜的性愛養生，鍛鍊精氣的秘訣。」

六、彭祖之養陰治氣之道

【原文】

王子巧父問于彭祖曰：「人氣何是為精乎？」

彭祖答曰：「人氣莫如朘（ㄗㄨㄟ）精。朘氣菀閉，百脈生疾；朘氣不成，不能繁生，故壽盡在朘。朘之葆愛，兼予成佐，是故道者發明垂手循臂，摩腹從陰從陽。必先吐陳，乃翕朘氣，與朘通息，與朘飲食，飲食完朘，如養赤子。赤子驕悍數起，慎勿出入，以脩美浬，軲白內成，何病之有？彼生有殃，必其陰精漏泄，百脈菀廢，喜怒不時，不明大道，生氣去之。俗人芒生，乃恃巫醫，行年黍十，形必夭埋，頌事自殺，亦傷悲哉。死生安在，徹士制之，實下閉精，氣不漏泄。心制死生，孰為之敗？慎守勿失，長生纍世。纍世安樂長壽，長壽生于蓄積。彼生之多，上察于天，下播于地，能者必神。故能形解。明大道者，其行陵雲，上自麇榣，水流能遠，龍登能高，疾不力倦，巫成柖不死。巫成柖以四時為輔，天地為經，巫成柖與陰陽皆生。陰陽不死，巫成柖與相視，有道之士亦如此。」

本篇是周朝周靈王太子姓姬名喬字巧父，請教商朝遺臣彭祖之養生長壽之道。相傳彭祖活了八百歲，原在商王朝擔任史官，商滅後，周王又請他續任史官，王子喬對長生不老甚有興趣，彭祖告訴他如何鍛鍊精氣，要像巫成柖一樣不死，後來其棄王位專心修煉，《史記》列仙傳記載王子喬乘鶴飛天而去。以下敘述本文。

王子喬請教彭祖說：人的元氣是以什麼為最精華呢？

彭祖回答說：「人的元氣，最核心的元素，沒有比得上陰精，如果精氣閉塞不通，會導致全身經脈引發疾病，若是精氣還未成熟，就不能繁

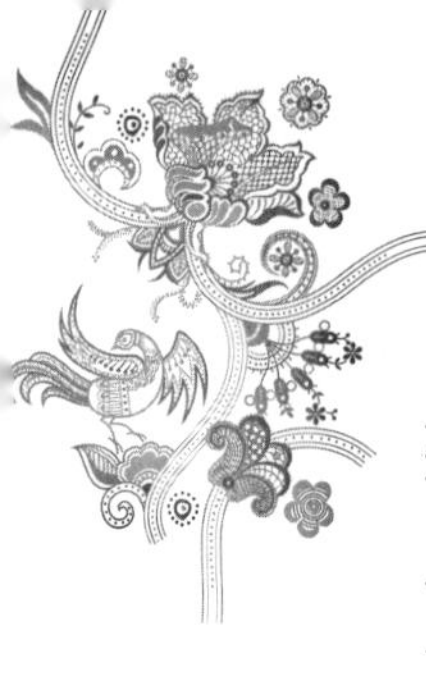

殖生育，所以說人的生命是靠精氣在維持，社會上常見『馬上風』，就是因精液洩光，而精盡人亡，這是事實，不可不信。因此，我們不但要珍愛陰精，還要加強鍛鍊及輔助性器官成長茁壯。

所以，懂得養生之道的人，發明了吐納導引之術，使人做一些氣功動作，如活動四肢關節，裡外按摩手腳胸腹，並配合呼吸，將陳舊廢氣先排出體外，再吸入新鮮空氣，然後「練氣化精」，勤做「搏精法」，並導引至陰莖部位，以打通經脈，還要吃一些強陰壯陽的補品，如雀卵、雞睪丸之類及牛、羊鞭、睪丸熬煮的湯，或動物鮮奶等。

平常這些滋補的食品吃過之後，還要像保養嬰兒的心態來對待陰莖，即使陰莖不由自主的屢次勃起壯大起來，請務必謹慎克制，不要隨便性交，以便保養好身體，使皮膚、肌肉外表亮麗，五臟六腑等內在也很健康，怎麼會感染任何疾病呢？

那些經常生病的人，一定是縱慾過度，精氣衰竭，導致全身經脈不通，人也變得精神不正常，一會兒高興，一會兒大怒，這都是不瞭解男女行房養生之道，如果將維持生命的精氣消耗光了，就會有上述的症狀。

一般庸俗的人，盲目的自以為是，我行我素，把身體糟蹋壞了，還愚昧的依靠巫醫。就像現在許多人行房不舉，就吃壯陽藥，結果腎虧後就聽信廣告買『補腎丸』，愈吃愈糟糕，最後不是洗腎，就是一命嗚呼。

也有一些人，誠如彭祖所說：活到七十歲左右，身體彎腰駝背，衰老到走路都有問題，碰到人就唉聲嘆氣，到處訴說病痛，忍受不了，就去自殺，實在令人嘆息，又悲傷啊！早知今日，何必當初？後悔已來不及了。

早死跟長壽的關鍵在哪裡呢？懂得養生之道的人，在進行性交的時候，知道如何控制性慾，並鍛鍊陰莖，使其精液鎖住，精氣不會洩漏，用心的掌控這生死交關之際，怎麼會失敗而傷身呢？

如果謹慎的把守精關，而不洩精，就可以性命活得很長久，一輩子都很平安快樂，健康長壽。長生不老的秘訣，就在於儲存精氣。那些長生不老，精力旺盛的人，是因為能夠上觀天文、下察地理，瞭解陰陽衍變法則，能夠掌握養生之道，一定可以達到長生不老境界，甚至可以羽化

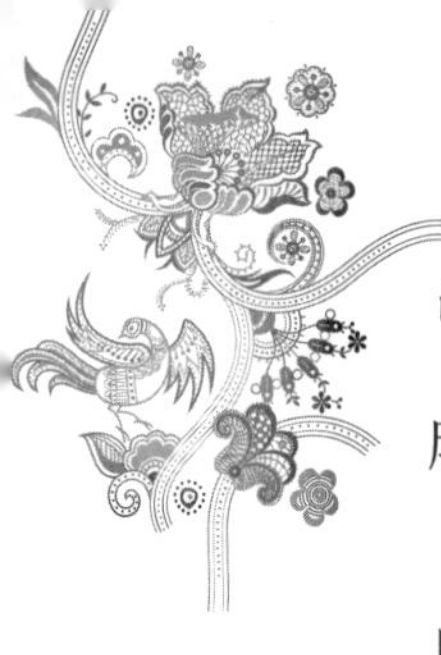

成仙。

明白這大自然奧妙的人，並能親身實踐，具有升空凌雲的氣勢，往上可達瓊瑤仙境，往下像水一樣源遠流長，又能像龍一樣騰飛高空，行動快速敏捷，而不會疲倦，像舜之老師巫成柖一樣，長生不死。

巫成柖是以春、夏、秋、冬，四季養生為輔助，與天、地自然變化為法則。因此，巫成柖能夠與陰陽共同生存，陰陽是永遠存在，巫成柖不斷的隨著陰陽變化而適應，所以也死不了，懂得這奧秘的人，也應該像他一樣學習長生不死之道。」

七、耇老接陰食神氣之道

【原文】

帝盤庚問于耇老曰：「聞子接陰以為強，翕天之精，以為壽長，吾將何處而道可行？」

耇老答曰：「君必貴夫與身俱生而先身老者，弱者使之強，短者使長，貧者使多糧。其事壹虛壹實，治之有節：一曰垂肢，直脊，撓尻；二曰疏股，動陰，縮州；三曰合睫毋聽，翕氣

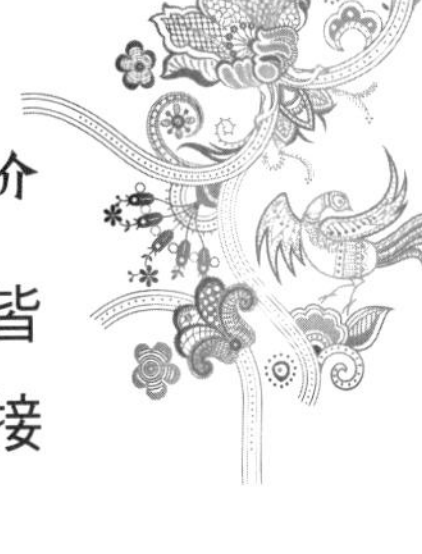

以充腦；四曰含其五味，飲夫泉英；五曰群精皆上，翕其大明。至五而止，精神日怡。」耇老接陰食神氣之道。

本篇是商代著名帝王，名叫盤庚的君主，請教當時最高壽的長者，人稱耇老的長生不老秘訣。他說：應從鍛鍊陰莖開始，其法有五，概略言之，不外房中術氣功之練功方法，以下譯述原文：

商王盤庚請教耇老說道：「聽說您會房中術，靠著男女性交而使身體變得非常強健，並且憑著氣功，吸取大自然的精氣，讓自己活得如此高壽，我應該如何去做，才能達到長生不老的境界。」

耇老回答說：「君王必須先寶貝您的陰莖，經過特殊鍛鍊才會使原來軟弱無力的現象，變得堅硬強壯，原來短小的陰莖，變得又大又長，改善陰精稀少的困境，變成精力旺盛，精液飽滿，像倉庫存滿了糧食，不虞匱乏。

男女性交這種事，要陰陽調合，有洩有補，要鍛鍊採陰補陽是有方法及訣竅：

（一）是先做氣功動作，將四肢垂坐下來，

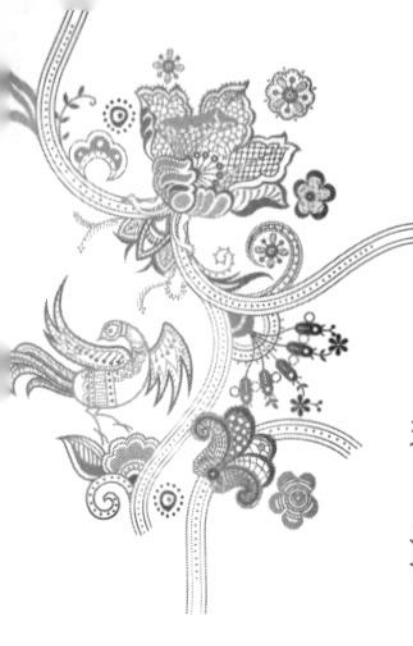

脊椎挺直，屁股扭動，主要是運氣通經脈的功法。

（二）是放鬆大腿，將氣導引至陰莖，肛門收縮，主要是練陰莖通氣的功法。

（三）是將眼睛閉起來，勿聽外界雜音，進行入靜導引動作，將氣吸入頭腦部位，主要是練中脈功法。

（四）是吃一些強精壯陽的食品，如雀卵、雞睪丸之類或喝牛、羊奶及動物睪丸熬煮的湯，以滋補陰莖，養精蓄銳。

（五）是與女子性交，陰陽調和，等到女子達到高潮的時候，會散發出精氣，就進行採陰補陽的氣功動作，但不要超過五次，多了無益有害，照此做法，精力就會愈來愈旺盛，神色也一天比一天更愉悅。

這就是耇老採陰補陽而致長壽的方法。

八、師癸治神氣之道

【原文】

禹問于師癸曰：「明耳目之智，以治天下，上均湛地，下因江水，至會稽之山，處水十年矣。今四肢不用，家大亂，治之奈何？」

師癸答曰：「凡治正之紀，必自身始。血氣宜行而不行，此謂窾殃，六極之宗也。此氣血之續也，筋脈之簇也，不可廢忘也。於腦也弛，於味也移，導之以志，動之以事。非味也，無以充其中而長其節；非志也，無以知其中虛與實；非事也，無以動其四肢而移去其疾。故覺寢而引陰，此謂練筋；既伸又屈，此謂練骨。動用必當，精故泉出。行此道也，何世不物？禹於是飲湩，以安后姚，家乃復寧。」

本篇是禹因治水有功，繼舜統治天下，請教天師名叫癸的以練內功來改善身體，恢復健康的方法。

文中談到大禹因治水十年，導致身體衰弱，陰莖不舉，後宮妻妾美女性生活無法滿足，引起騷亂，不得不請教他的醫療保健專家——天師癸，專家告訴他筋脈、氣血之重要，及如何鍛鍊筋、骨、精氣、陰莖，最後練成，告慰後宮妻妾，美女滿足，家庭就和樂平安無事，以下敘述本文：

君王大禹，因身體不好，請來醫療保健專

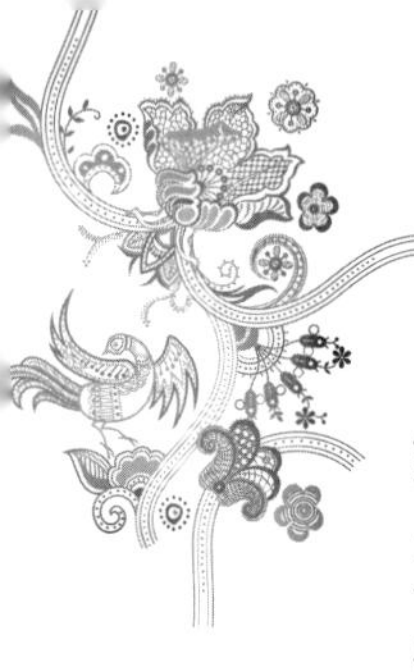

家——天師癸，告訴他說：「我盡其所能來治理天下，在地勢高的山地，將其整平，地勢低的江河，因勢利導而疏通，工程進行到浙江・紹興附近的會稽山邊，處理水患問題已超過十年以上，曾經三過家門而不入，因太過勞累，現在身體健康狀況很差，手腳四肢都不聽使喚，連陰莖都不舉，以致後宮妻妾，無法得到性滿足，經常亂發脾氣，弄得家裡亂七八糟，很傷腦筋，不知專家有什麼辦法可以改善這種問題？」

師癸回答說：「凡是改善家庭生活，恢復正常，使其條理分明，不再紊亂，必須先從自己的身體改善開始。

身體的血液循環流通，應該由氣引導，循著經脈而自然運轉，如果運轉不暢通，就是患了所謂血液滯塞的病症，這是醫家所說六極之病：①氣極②血極③筋極④骨極⑤髓極⑥精極，其中的「血極」，血液堵塞，無法順暢流通，是「六極」之最主要的病症。

這種氣血循環，應該連續不間斷運行，而且會時常與筋脈交會，不能夠突然中斷或停止，否則就會出狀況，引起急性病症（如心肌梗塞、腦溢血之類）。

因此，對於頭腦要保持冷靜，多練氣功，將氣導引至頭部，以鬆弛腦部壓力。對於飲食要講求變化，不要老吃大魚大肉，也應該換一些滋陰壯陽的食品，並且將氣以意念來導引至陰部，並做一些活動筋骨的練功動作（如黃帝所說九竅、十二節），以打通經脈，促進健康。

沒有那些滋陰壯陽的食品（可參看第二問內容），就沒有辦法讓陰莖獲得足夠的營養，而變得強健壯大；沒有以意念來導引精氣，就無法知道房中術之虛實、進退及採陰補陽之道；沒有做一些活動筋骨的內功動作，就沒有辦法改善手腳、四肢等十二節相關的毛病（如手指、腕、肘、肩、膝蓋、腳踝之傷痛）。

因此，睡覺的時候，將氣導引至陰部（睡功之一種），練成之後，半夜陰莖會通氣勃起，這叫做鍛鍊陰莖的筋脈，有助於房中術之施展。

活動手、腳、四肢關節，屈伸自如，這叫做練骨，常做這些運動，可以使精氣貫通各個關節、經脈，達到末梢神經，平常鍛鍊要適當均衡，不可偏廢或過猶不及，男子精氣就會像泉水一樣，取之不盡，用之不竭。運用這套養生之術，不論什麼時代，在哪裡都行得通。」

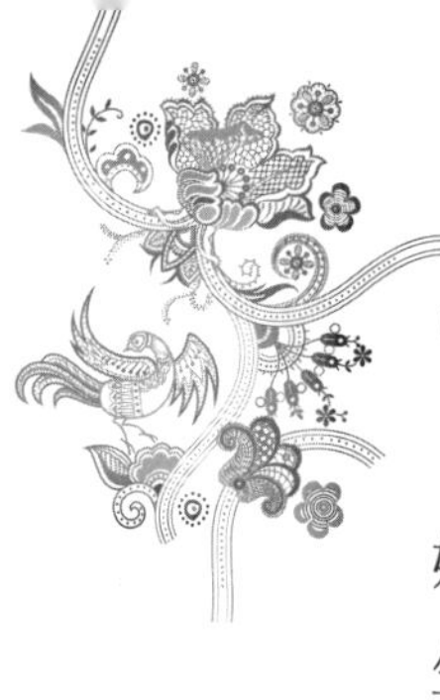

大禹照著師癸的話去做，也喝一些牛、羊奶來補充營養，終於將後宮妻妾、美女擺平，性生活快樂美滿，家庭就恢復到以前幸福安寧的日子，這就是師癸鍛鍊房中術內功的養生方法。

九、文摯與齊威王 論食、臥、補養之道

【原文】

文摯見齊威王，威王問道焉，曰：「寡人聞子大夫之博于道也，寡人已宗廟之祠，不暇其聽，欲聞之要者，二、三言而止。」

文摯答曰：「臣為道三百篇，而臥最為首。」

威王曰：「子繹之，臥時食何是有？」

文摯答曰：「淳酒毒韭。」

威王曰：「子之長韭何邪？」

文摯答曰：「後稷半鞣，草千歲者唯韭，故因而命之。其受天氣也早，其受地氣也葆，故辟懾驚胠者，食之恒張；目不察者，食之恒明；耳不聞者，食之恒聽；春三月食之，痾疾不昌，筋骨益強，此謂百草之王。」

威王曰：「善。子之長酒何邪？」

文摯答曰：「酒者，五穀之精氣也。其入中散流，其入理也徹而周，不胥臥而究理，故以為百藥由。」

威王曰：「善。然有不如子言者，夫春飫瀉人入以韭者，何其不與酒而恒與卵邪？」

文摯答曰：「亦可。夫雞者，陽獸也。發明聲聰，伸頭羽張者也。復陰三月，與韭俱徹，故道者食之。」

威王曰：「善。子之長臥何邪？」

文摯答曰：「夫臥，非徒生民之事也。舉鳧雁，鷫霜、蚖蟺、魚鱉、蝡動之徒，胥食而生者；食者，胥臥而成者也。夫臥，使食靡消，散藥以流形者也。譬臥于食，如火于金。故一夕不臥，百日不復。食不化，必如扽（ㄉㄨㄣˋ）鞠（ㄐㄩˊ），是生甘心密墨，粃湯劓惑，故道者敬臥。」

威王曰：「善。寡人恒善暮飲而連于夜，苟無痾虖？」文摯答曰：「毋妨也。譬如鳴獸，早臥早起，暮臥暮起，天者受明，地者受晦，道者究其事而止。夫食氣潛入而默移，夜半六腑皆發精氣，致之六極。六極堅精，是以內實外平，痤

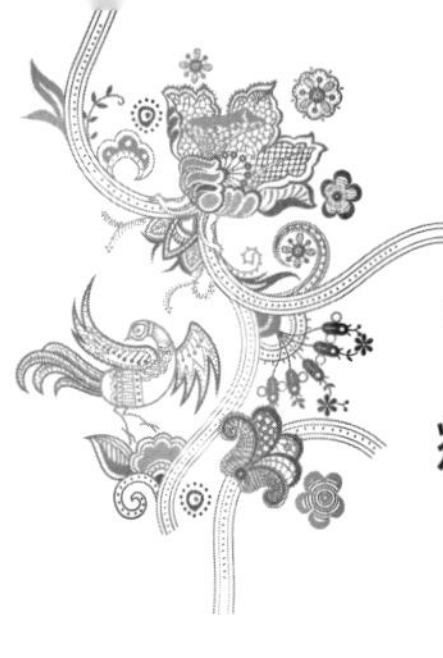

瘻弗處，癰（ㄩㄥ）噎不生，此道之至也。」

威王曰：「善。」

本篇是戰國時代，養生保健專家——文摯與齊國君主威王談論食補，說到吃韭菜及飲酒之養生作用，並強調睡眠之重要，分析論證，精要入理，為不可多得之保養身體論述，以下語譯原文：

齊威王召見養生保健專家——文摯，請教如何保養身體，才會健康不生病，威王說：「我久聞您是保健專家，精通養生之道，我因為剛繼承齊國王位，要處理的事務太多，沒有很多時間與您詳談，請您盡量就重點，簡單扼要的三言兩語說明即可以了。」

文摯回答說：「我曾編寫養生保健的方法，共寫了三百篇文章，其中最重要的睡眠保健，擺在第一的位置。」

威王問道：「請您說明睡覺前有吃什麼養生的食品嗎？」

文摯回答說：「吃一些新鮮韭菜及喝較醇的美酒。」

威王說：「您這麼重視韭菜，有什麼道理

呢？」

文摯回答說：「周朝始祖原是從事畜牧業，到棄時堯封之於郃，開始從事農業耕作，以後就號稱后稷，因地處邊疆，平常仍維持著一半做畜牧業，一半做農耕，他的後人，發現韭菜這種植物，生命力很強，綿綿不絕，繁殖也很快，可以生長至千年都不會停止，因此為它命名為韭，指『長久』之意。韭菜一開春即發芽復生，吸取大自然之陽氣最早，收割後掩上土，很快即可長成，主要是吸收到土地之精氣，保養得特別良好，因此，如果患有心神不定或心胸鬱悶的毛病，多吃韭菜，就可以恢復正常，心情開朗；眼睛視力衰退的人，吃了韭菜，就可以看得很清楚，耳朵有重聽現象的人，吃了就可以聽得很清楚，所謂『耳聰目明』，春季三個月常吃韭菜，就不會生病，而且身體四肢筋骨，還會更加強壯，所以它是蔬菜中最好的一種，有人稱讚它為『百草之王』。」

威王聽了也讚美的說：「很好。」又進而問道：「您為什麼推崇飲『酒』，有什麼道理呢？」

文摯回答說：「酒是由米、麥、高粱……等五穀釀造，採取其精華之氣，蒸餾而成，當人喝

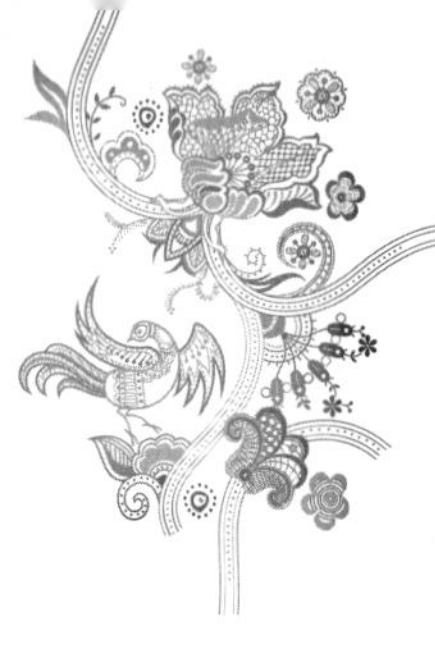

入口中，就順著腸胃而流散至身體經脈，促進血液循環，深入到全身上下，甚至貫通末梢神經，不必等到睡覺，就可以深入到肌膚裡面，所以中醫師治病用藥時，除了用水服用之外，多數都是以酒做藥引，配合服藥，古時尤其盛行，因其效果比水還好。」

威王聽了說：「有道理，非常好，但是也有一些狀況與您說的不一樣，像是春天因季節變換而引起腹瀉者，常服用韭菜，為什麼不是用酒做藥引，而常用公雞睪丸呢？」

文摯回答說：「也是可以的。因為公雞是屬於陽性動物，天剛明亮的時候，就伸著脖子，抬頭展翅，鳴叫的很大聲，喚醒人們覺醒，陽春三月，大自然中的陰氣離散，陽氣復至，公雞睪丸和韭菜同樣具有貫通陽氣的作用，所以知道這種養生方法的人，就去吃它。」

威王說：「很好，那您又是什麼原因，對睡眠特別重視呢？」

文摯繼續說：「睡眠不只是人的需求，舉例言之，凡是動物如鳥類、獸類、魚類及蠕動的昆蟲類，都要靠吃食物才能生存，這些動物也要靠睡覺才能成長，睡眠可以將吃的食物慢慢的消化掉，使營養補充到整個身體，譬如說：睡覺和飲食，有如烈火熔化金屬一般，若是一夜不睡，一百天都精神不好，很難恢復到之前的健康狀態。所以說如果沒有好好睡眠，吃的食物就不容易消化，就會感覺肚子好像裹著皮球，心理老是擔心，而產生鬱悶、氣血不通現象，長期睡眠不足，更會傷害到內臟經脈，導致麻痺、中風之重大疾病，所以懂得養生保健人士，都很重視睡眠。」

威王說：「很好，但是我經常從晚上飲酒作樂，一直到半夜，然後才睡覺，這種情形會不會生病呢？」

文摯回答說：「沒有關係，不妨礙身體健康，譬如鳥類或獸類，有些是日行動物，有些是夜行動物。早睡的早起，像鳥兒一大早即啾啾鳴叫，天一黑就休息睡覺；晚睡的晚起，像野狼就經常晚上獵食，白天睡覺。

大自然是有其運轉法則，像天空因太陽出來而自然光明，大地因日落而顯得晦暗，懂得養生保健的人，就會研究、效法這天地、陰陽、日夜、運轉法則，勞、逸均衡，作息規律。

就像練內功，呼吸吐納，默默導引運轉，

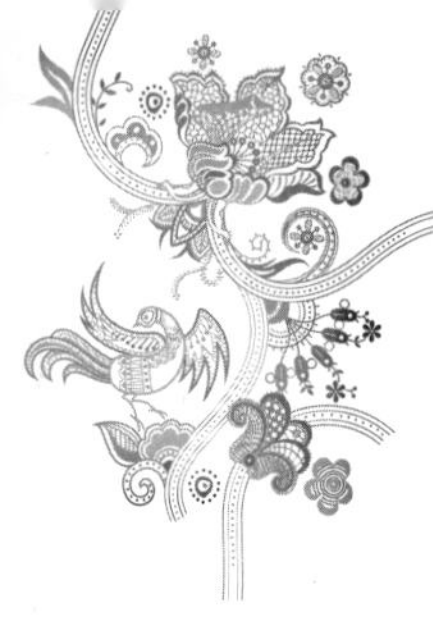

勤練搏精法，晚上睡覺繼續練睡功，到了半夜的時候，身體五臟六腑的精氣，會聚集、融合，然後同時爆發開來，產生震動現象，此時姿勢不要改變，讓精氣循著經脈，進入六極深處，不斷運轉，可以改善①氣極②血極③筋極④骨極⑤髓極⑥精極，所謂「六極」病症。使五臟六腑更加健康，精、髓、骨、筋、血、氣等六極不斷強化、導致內臟堅實，外表平和，連一些小病如感冒、腫瘤、疔瘡都不會上身，較嚴重的如癱瘓、中風更不會產生，這就是養生保健的極致，能不生病，自然就會長壽。」

威王聽了，讚美的說：「非常好。」

十、王期食陰翕氣之道

【原文】

王期見，秦昭王問道焉，曰：「寡人聞客食陰以為動強，翕氣以為精明。寡人何處而壽可長？」

王期答曰：「必朝日月而翕其精光，食松柏，飲走獸泉英，可以卻老復壯，澤曼有光。夏三月去火，以日爨（ㄘㄨㄢˋ）烹，則神慧而聰明。接陰之道，以靜為強，平心如水，靈露內藏，款以玉策，心毋怵蕩，五音進合，孰短孰長，翕其神霧，飲夫天漿，致之五臟。礱（ㄌㄨㄥˊ）息以晨，氣形乃剛，精氣淩健久長。神和內得，魂魄皇皇，五臟軲白，玉色重光，壽參日月，為天地英。」

昭王曰：「善。」

本篇是戰國時代，秦昭王請教養生專家王期，專家提出他的論點，多數前文均有論及，只有三點前所未言，為其獨創：①採日月精華②夏天利用太陽光炊食③礱息以晨。

其中第二項係利用太陽能量來做營養食物，這在二千多年前就懂得利用太陽能，實屬難能可貴，相信經過遠紅外線的加持，應該具有養生功能，可惜現代都市居民，恐無福消受，只有少數民族，或僻野之處，可能還會發現到，確有其事。

至於第一項，採日月精華也確有其事，過去老蔣總統（蔣介石），據云即曾練過，其許多部屬均言其雙眼，目光如炬，不敢直視，後因車禍受傷，神光即消失了。

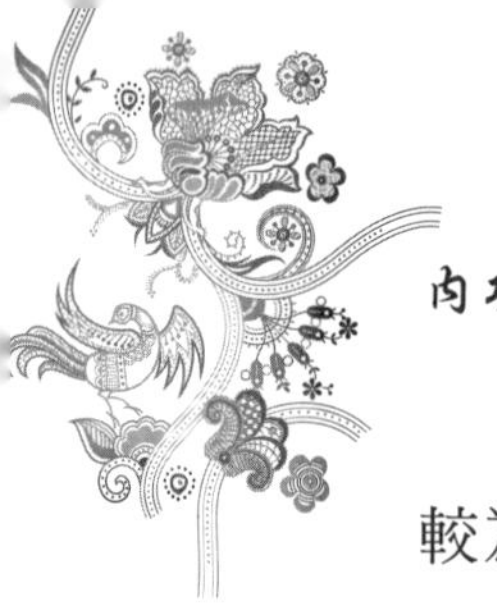

至於第三項，「蠪息」呼吸法，為練氣功者較為少見的一種，常見的如胎息法、龜息法、鶴息法……等等，都大同小異，惟獨「蠪息法」，是口呼口吸，「蠪息法」是鍛鍊金鐘罩、鐵布衫的基本功法，誠如王期所言「氣形乃剛」，這是「硬氣功」的一種，也是獨門絕技。筆者有幸在三十多年前曾向鍾復生師父磕頭，拜入鷹爪門下，習得「蠪息法」，其功效神速，腹部不經運氣，可抗打擊，短期即練成，在此不多贅言，以下詳述本文：

秦昭王召見王期，向他請教養生之道。

昭王說：「我聽說您吸食一些滋補的東西，來增強活動能力，並且鍛鍊氣功讓人精力旺盛，容光煥發。我如何去做，才會使壽命活得長久？」

王期回答說：「首先要白天面向太陽，晚上面向月亮，來採取日精月華」（細節並未明言，讀者不要盲目亂練，不得其法，不但無益，恐受其害）。

其次要吃一些松樹、柏樹的果實，或喝牛、羊奶及動物陰莖、睪丸熬煮的湯，這樣可以防止衰老，而恢復像年輕時一樣強壯，皮膚毛髮都很亮麗，精神奕奕。

夏季三個月不要用火來煮食物，可以利用太陽能來烹、烤食物，方法是用銅鏡、水晶、琉璃等物品做媒介或照射，使食物經過高溫產生遠紅外線，烤熟（或煮熟）後，特別美味及營養，吃了經過太陽能量加持的食物，會使人精神顯得特別旺盛，也變得比較健康聰明。

至於與女子性交，也有一定的法則，要牢記做愛前，心裡不要急躁，平心靜氣像水一樣沒有波動，才會維持長久，精液要儲存在身體裡面，不要輕易洩出，當陰莖進入女子玉門時刻，心裡不必驚慌、放蕩，要小心謹慎的出入，並仔細聆聽女子因陰道摩擦產生快感的呻吟聲，並判斷那一種動作比較好，或那一種姿勢有待加強或改變。

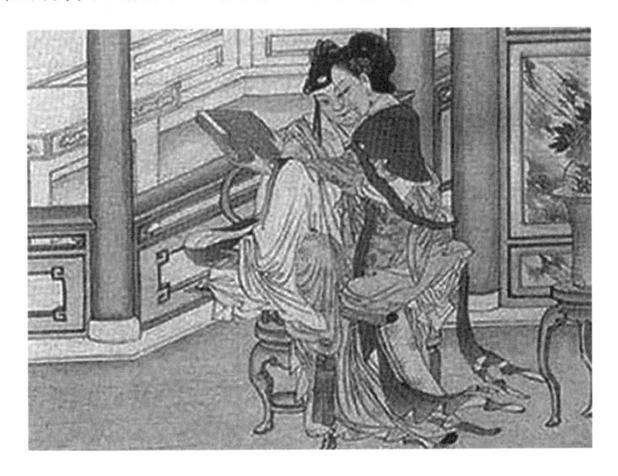

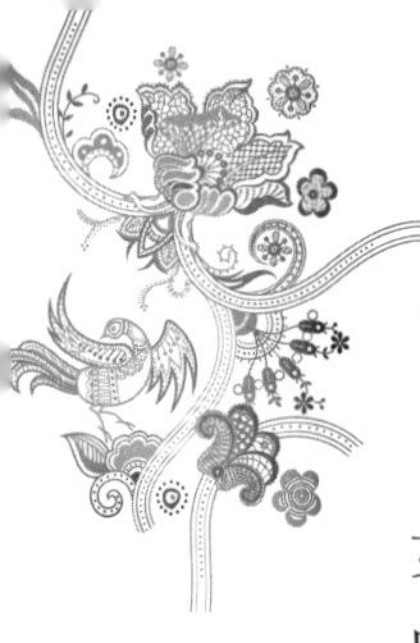

當女子達到高潮的時候，要把握時機，吸取女子精氣，吞咽口中津液，將精氣導引至五臟六腑，以便滋養內臟。

最後談到練氣功的秘訣，應在早上像『蠪』一樣的呼吸，這種呼吸法可使『氣』進入身體後，變得元氣充沛，形體剛強硬朗，持續鍛鍊，久而久之，就會顯得精神旺盛，氣力十足，全身上下都變得剛硬無比，生命就可以活得長長久久。能夠做到這種境界，精、氣、神不斷累積在體內，魂魄安定，和樂融融，就會顯出不同凡響的氣魄，內臟精氣充實，容貌氣色也特別煥發光彩，活得年壽之高，堪比日月，可以說是天地之間，最精英的人物。」

昭王聽完說道：「您說得很好。」

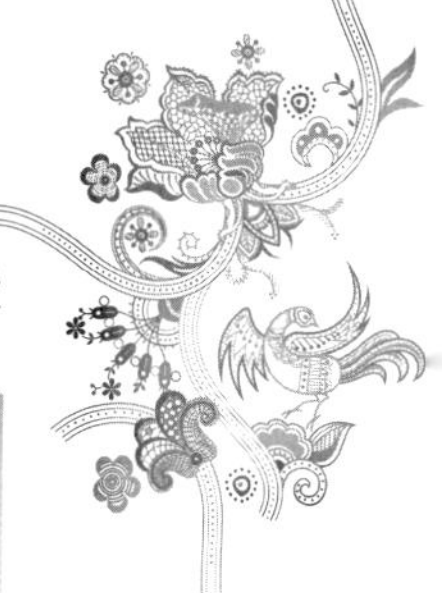

第二篇　天下至道談

一、前　言

【原文】

黃帝問于左神曰：「陰陽九竅十二節俱產而獨先死，何也？」

左神曰：「力事弗使，哀樂弗以，飲食弗右，其居甚陰而不見陽，猝而暴用，不待其壯，不忍兩熱，是故亟傷。諱其名，匿其體，至多暴事而無禮，是故與身俱生而獨先死。」

本文是談論中國古代房中術，最高深的學問，內容包含性教育、性反應、性技巧、性法則、性養生……等等。文章精闢闡述性愛理則及觀察入微的性反應，教育後人如何避免不當的「七損」性行為，鍛鍊有益身心的「八益」，使縱慾傷身，化為強身的養生運動，是實務經驗累

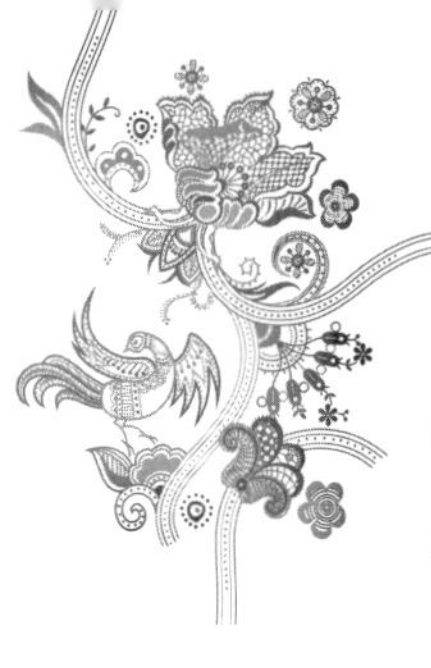

積而成的學術論著，難怪古代王侯貴族，視為珍寶，至死不渝。以下進入主題：

黃帝向他的顧問，一位房中術專家，名叫左神的大臣請教，說：「為什麼男性陰莖與人體的眼、耳、鼻、口、尿道口、肛門等九竅器官與肩、肘、腕、股、膝、踝等十二骨節同時產生，卻只有陰莖最先衰老，不聽使喚，像死去一樣。為什麼會這樣呢？」

左神回答說：「平常勞動出力的事情，用不著使用陰莖，喜怒哀樂的時候也不用它操勞，喝水吃飯也不用它幫忙，它藏在人體最隱秘的下部，而不見天日，想要用它時，卻匆忙上陣，粗暴的任意濫施，毫不節制，沒有經過性愛前戲，達到『三詣』階段，陰莖就不會氣血流注，變得粗壯堅硬，如果忍不住男女雙方性慾升溫，達到書上所說『五欲之徵，徵備乃上』的地步，貿然性交，就會受到很嚴重的損傷（如七損）。

通常人們比較忌諱說出性器官的名稱，如屄或屌，讓它隱藏在陰暗角落，不予外露，如果像前面所說任意急促濫交，而沒有遵守性交法則。因此，才會使陰莖中風，變成陽痿，雖然其他器官如手腳都很正常，嘴巴也能吃飯，惟一只有陰

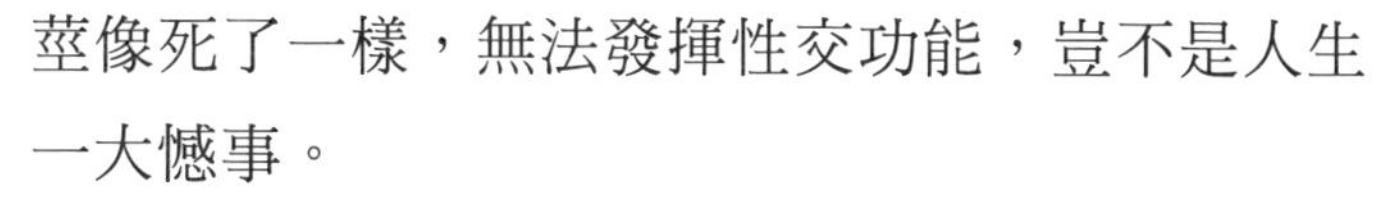

莖像死了一樣，無法發揮性交功能，豈不是人生一大憾事。

老子曾說：『道可道，非常道。』男女房中之事，也有它的大道理，就像開車上路，要遵守交通規則，如果逆向而行，一定會發生車禍，結果得不償失，再後悔也來不及了。

性交也是如此，本書揭露男女性愛之謎，諸如性遊戲法則、男女生理反應、傷身或養生的分析、性愛花招、性交技巧的指導說明，觀察入微的肢體語言，在在說明了性愛之道，博大精深，本文堪稱「性愛寶典」，值得讀者細細品味，好好學習。

二、三　詣

【原文】

怒而不大者，肌不至也；大而不堅者，筋不至也；堅而不熱者，氣不至也。肌不至而用則痿，筋不至而用則縮，氣不至而用則避，三者皆至，此謂三詣。

陰莖受刺激勃起，而沒有變大，是因為氣

血尚未流注於陰莖肌膚，當陰莖膨脹變大，卻不堅硬，表示氣血還沒流到陰莖筋脈，如果變堅硬卻沒有發熱，應該是氣血還沒流注到陰莖神經，若是陰莖沒有變大就勉強性交，就會變成陽痿，筋脈氣血未通達，陰莖則會縮小，如果陰莖神經還沒通氣就想進行交媾，也是無法得逞，最好還是迴避一下，等到前戲達到以上所說的肌氣、筋氣、神氣，三氣皆通才可以進行正常的性行為。這個三氣皆到位的名稱，叫做「三詣」。

這種現象說白了，就是「熱脹冷縮」的原理，我們都知道冬天寒冷時候，許多身體虛弱或中老年人，手腳會發麻，陰莖也萎縮變小，其中原因即是氣血無法流至末梢神經，導致缺氧，手指、腳趾、陰莖都屬於人體邊陲，距離心臟較遠，身體較差的人，經常會有這種狀況，若是年輕人或有練氣功者就不會，隨時保持氣血暢通，精力充沛。

三、房中術理則

【原文】

如水沫淫，如春秋氣，往見弗見，不得其

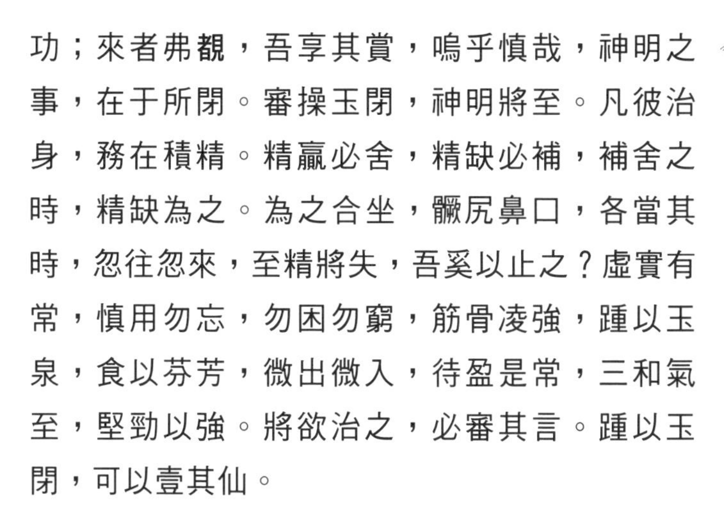
功；來者弗覩，吾享其賞，嗚乎慎哉，神明之事，在于所閉。審操玉閉，神明將至。凡彼治身，務在積精。精羸必舍，精缺必補，補舍之時，精缺為之。為之合坐，髍尻鼻口，各當其時，忽往忽來，至精將失，吾奚以止之？虛實有常，慎用勿忘，勿困勿窮，筋骨凌強，踵以玉泉，食以芬芳，微出微入，待盈是常，三和氣至，堅勁以強。將欲治之，必審其言。踵以玉閉，可以壹其仙。

房中術像水一樣的變化多端，深不可測，也像春、秋時節孕育出的中和之氣，身處其中溫暖舒適，卻不知其奧妙所在，如果過去經常發生的事（如性愛）視而不見，不去累積經驗，發現心得，是不會對自己或他人有所助益。對於未來可能會發生的狀況，雖然看不見，但是透過預測、研究、探討出事物衍變的法則，就可以享受大自然回饋給我們最好的獎賞。

唉呀！對於男女性愛這方面事情，要特別謹慎啊，享樂之餘，還要使身體健康、精神旺盛，關鍵秘訣就是「閉精」勿洩。做愛時要審時度勢，弱入強出，小心操作房中術「六字訣」（即

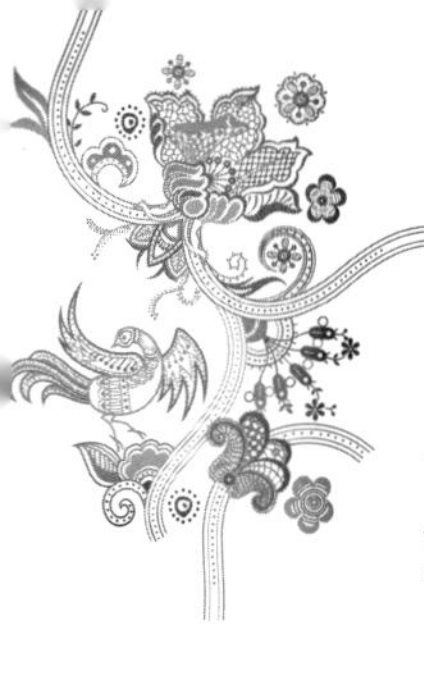

存、縮、抽、吸、閉、展）。這樣才可以掌控陰莖持久不洩。（註：此秘訣要由老師親自傳授，才會心領神會，運作自如）。懂得這套秘訣，並實際經常操練，性交不但不會傷身，還會使身體愈來愈健康，精神旺盛，輕身不老，令不知情的人，認為非常神奇，不可思議。

凡是男女性愛，房中養生之事，最重要的莫過於累積精液，養精蓄銳，就像打仗，子彈用完了，怎麼再打下去，只有棄械投降。當精液積蓄太多，快滿出來，就需要排泄，洩過之後感覺儲精量又缺少了，就需要補充以改善精氣虧損後的不良狀況。補益精氣的時候，得看精氣耗損情況來進行。

做法是男坐床上，兩腿張開，女坐男上互相擁抱、撫摸、親吻咂舌，當雙方慾念高漲時，就進行交合，將陰莖插入陰道，慢慢反覆抽送，如果沒有持久功夫，最珍貴的精液，很快就會流失。

我們該如何防止陽痿、早洩呢？這個時候就要遵循房中術講的理則、技術、方法。如察五徵、行十動、接十節、雜十修、觀八動、聽五音、審十已之徵，並小心謹慎運用「閉精持久

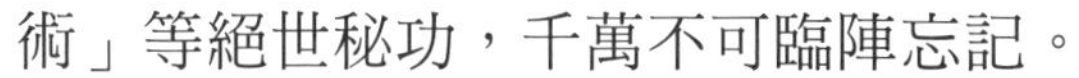

術」等絕世秘功，千萬不可臨陣忘記。

不要受困於「七損」，如閉、泄、竭、勿、煩、絕、費的窘境，也不要精力不濟，無法使女子達到高潮。如能避免以上所說缺失，且能持久不洩，身體就會變的很健壯，接著親吻吸吮對方口中津液，並用吐納方式吸取女子鼻息，以緩慢細微的鼻吸鼻呼調息，可以使氣血往下至陰部聚集，等待一定時間，就會使陰莖的肌膚之氣、筋脈之氣、神經之氣，合在一起，就會產生爆發力，激使陰莖抬頭挺胸，雄壯剛強，這個時候就可以進行性交了。

但在做愛之前，必須審思銘記房中術所講的法則，在進行抽送過程中，一定要持續閉精不洩，就合乎長生不老的養生之道，繼續修煉，就可以得道成仙。

四、十　動

【原文】

壹動耳目聰明，再動音聲章，三動皮革光，四動脊骨強，五動尻髀方，六動水道行，七動致堅以強，八動志驕以揚，九動順彼天盎，十動產

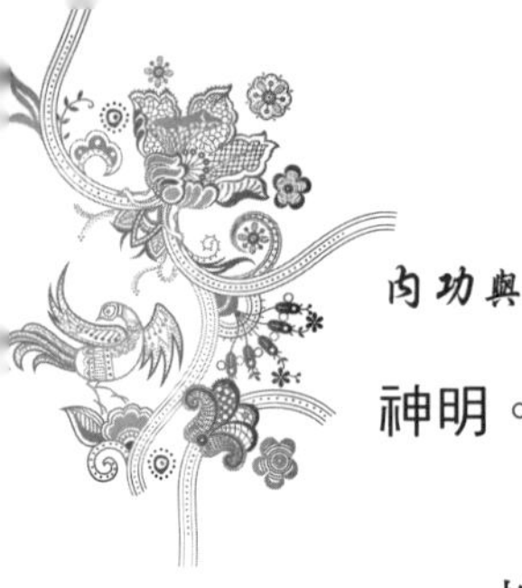

神明。

性交第一回合：男子不洩精，就會感覺耳聰目明。

第二回合：男子不洩精，就會感覺講話聲音很宏亮。

第三回合：男子不洩精，就會感覺皮膚變得光澤。

第四回合：男子不洩精，全身骨骼包括脊椎就會強壯起來。

第五回合：男子不洩精，屁股和大腿就會結實有力。

第六回合：男子不洩精，就會感覺陰莖氣血暢通。

第七回合：男子不洩精，就會感覺陰莖更為堅硬強大。

第八回合：男子不洩精，就會感覺陰莖志得意滿，鬥志昂揚。

第九回合：男子不洩精，就會順其自然達到像天一樣的最高境界。

（註：原文順彼天「盎」，筆者查康熙字典，意為「其高無蓋」，我們常見武俠小說的

「蓋世武功」，就是指最高境界的功夫。）

第十回合：男子不洩精，就可以還精補腦，怡神益智，使精神更為旺盛。

五、七損八益

【原文】

氣有八益，又有七損。不能用八益、去七損，則行年卌而陰氣自半也，五十而起居衰，六十而耳目不聰明，七十下枯上脫，陰氣不用，淉泣流出。令之復壯有道，去七損以振其病，用八益以貳其氣，是故老者復壯，壯者不衰。君子居處安樂，飲食恣欲，皮腠曼密，氣血充贏，身體輕利。疾使內，不能道，產病出汗喘息，中煩氣亂；弗能治，產內熱；飲藥灼灸以致其氣，服司以輔其外，強用之，不能道，產痤腫囊；氣血充贏，九竅不道，上下不用，產痤疽，故善用八益、去七損，五病者不作。

八益：一曰治氣，二曰致沫，三曰知時，四曰蓄氣，五曰和沫，六曰竊氣，七曰待贏，八曰定傾。

七損：一曰閉，二曰泄，三曰竭，四曰勿，

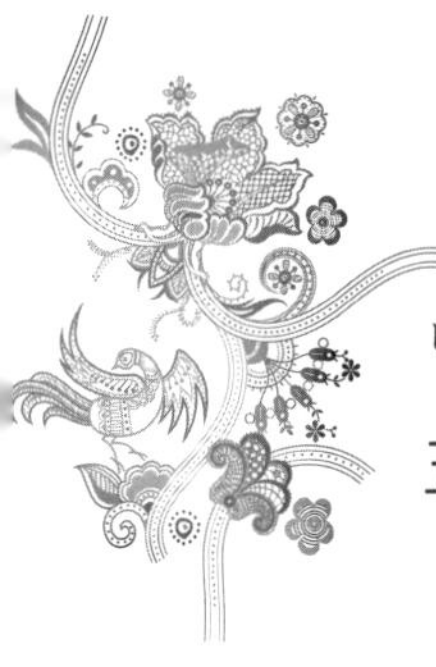

五曰煩，六曰絕，七曰費。

性行為中有八種做法，可對身體精氣，有補充作用，又有七種狀況會損害男子的精氣，如果不能運用八種強精壯陽方法，去消除七種損耗精氣的作為，那麼男人到了四十歲時候，性能力就會因生理機能衰退而減少一半，例如：原來每週可做愛四次，就只能做二次了。

五十歲時候，就顯得有些衰弱，一週只能性交一次，六十歲時，就會有老花眼，耳朵也比較重聽，可能二週才性交一次。七十歲時，頭髮變白脫落，有禿頭現象，下面陰精乾涸，陰莖陽痿，不能勃起，一個月可能也無法性交一次，勉強做愛一次，就會眼淚鼻涕一齊流出來，人生至此，方知男人的悲哀。

要想使男人恢復性能力，陰莖變得強壯耐操，是有辦法的，那就是消除七損現象，以振衰起蔽，拯治陽痿的毛病。應採用八益的做法，以增加精氣，強精壯陽，就能使年老的人，恢復性能力，壯年的人，不致衰老，性交次數增加，男人居家能令妻子滿意，夫妻都能正常享受性愛樂趣，想吃就吃，想愛就愛，陰陽調合可以使身體得到滋養，皮膚與肌肉都會變得光滑細緻，臉面紅潤，氣色很好，身體會變得輕快敏捷，顯得青春又有活力。

如果一時衝動，想要性交就急著將陰莖插入，就像機器沒有暖機，無法長時間運作。性交也是如此，如果沒有遵循房中術的法則，就會因精氣未能通達，而產生汗流不止，呼吸急促，心煩意亂等病症，倘若不能及時改善就會出現體內過熱，發燒的現象。

若是用吃藥或針灸方式治療精氣不通，是沒有效果的，因為服藥、針灸只能輔助減輕表面症狀，勉強霸王硬上弓，仍然不能解決精氣不通問題，而且會導致陰莖瘆痛，或陰囊腫脹毛病，氣血充斥在陰部，卻無法順利流通到眼、耳、鼻、口等九個孔竅，尤其是尿道口及肛門口堵塞的特別嚴重。全身上下都會因氣血不通，而有手腳酸、麻、不聽使喚現象，並患排尿不順或便秘症狀。

所以，懂得運用八種強精壯陽的方法，就可以祛除因七種不當做法，導致損害精氣、陽痿早洩的現象，能確實做到的話，以上所說五種毛病，就不會再發生。

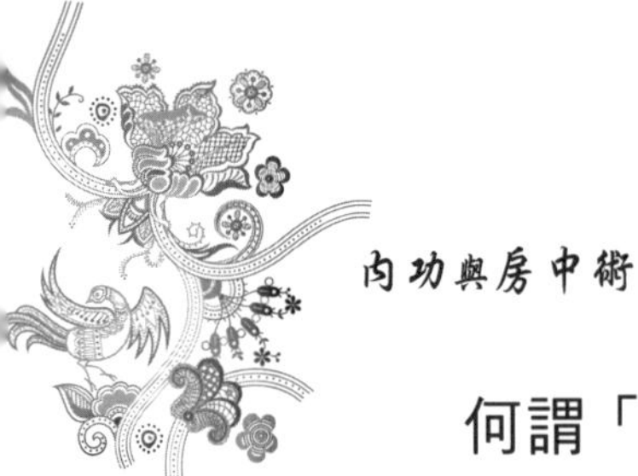

何謂「八益」：

（一）「治氣」

做法就是練氣功，諸如筆者所教房中術搏精法及存、縮、閉、抽、吸、展等秘功，使全身精氣充沛，做愛才能持久。

（二）「致沫」

有兩種解釋：一是男女親吻，舌頭要在口中攪來攪去，口水變多，就將津液吸吮吞下，這種陰陽調和的津液很營養，女人吃了可以增加陰道分泌，即淫水，陰莖插入有潤滑作用，男人吃下津液會使陰莖膨脹變大，即所謂「肌氣來也」。

二是練氣功的一種，如「鎖精功」，氣可灌至陰莖，致使上下通氣，口中生出唾沫。

（三）「知時」

即知道女人性慾由低升高，達到書中所講「五欲之徵，徵備乃上」的時候，就是最好時機，應把握機會，將陰莖插入。

（四）「蓄氣」

就是養氣，將身體的精氣，逐漸累積，導引在陰部，尤其是陰莖部位，使其變大、變硬、變熱，如書中所講「三和氣至」，即精氣滲入到陰莖肌肉、皮膚、筋骨裡面，才會變大、長、硬，又強而有力，這樣才能做持久戰。

（五）「和沫」

即是陰陽調和，將陰莖插入，輕微的抽送，讓陰道漸漸適應，分泌物增多。下文有詳解，茲不贅述。

（六）「竊氣」

是說偷偷的吸取女子精氣，為房中術採陰補陽的一種秘法，吸對有益、吸錯有害，差之毫釐，謬以千里，此法要口授心傳，免得誤用。（另有一說，詳後文）

（七）「待贏」

是指女子快要達到高潮，陰莖應停止抽送，持盈保泰，以等待女子高潮來臨。

（八）「定傾」

當女子達到高潮，陰道會強力收縮，噴出精液，此時陰莖要像中流砥柱，力挽狂瀾，不要被吸出傾覆，保持不動如山，這就叫「定傾」。

何謂「七損」：

（一）「閉」

是指精氣封閉不通，主要原因是未經前戲，

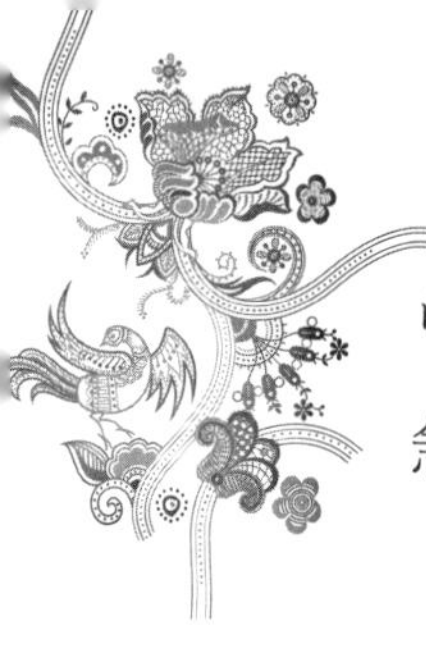

急於性交，會導致性器官損害。

（二）「泄」

是指泄漏精氣，也是未按房中術法則進行，衍生的一種盜汗症狀，在性交中因大汗而陰莖疲軟，導致中斷，無法繼續。

（三）「竭」

就是精力不濟，可能縱慾過度，射精太多，以致無精可射，就像手槍子彈用完了，雖可擊發，卻射不出子彈。

（四）「勿」

是指想要性交時，卻發現陰莖不舉，表示生理機能還未調適好，只能暫時休兵，請「勿」冒進。

（五）「煩」

是指性交時，可能有壓力或有什麼心事，導致精氣不順，心煩意亂，甚至呼吸急促等現象，無法陰陽調和。

（六）「絕」

是指女子不想性交，男子霸王硬上弓，導致陰陽氣不通，無法升溫，使女子像死人一般，男子享受不到性愛樂趣，如陷入絕境。

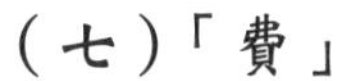

（七）「費」

是指太快性交，沒有配合生理機能變化，循序漸進，雖然很賣力抽送，但終就無法使女子達到高潮，男子也得不到快感，徒然浪費精力。

六、治八益

【原文】

旦起起坐，直脊，開尻，翕州，抑下之，曰治氣；飲食，垂尻，直脊，翕州，通氣焉，曰致沫；先戲兩樂，交欲為之，曰知時；為而耎脊，翕州，抑下之，曰蓄氣；為而勿亟勿數，出入和洽，曰和沫；出臥，令人起之，怒釋之，曰竊氣；幾已，內脊，毋動，翕氣，抑下之，靜身須之，曰待贏；已而灑之，怒而舍之，曰定傾，此謂八益。

修煉八益的方法：

（一）治　氣

早晨起床，先做房中術氣功鍛鍊，可參考「十問」的第四問「容成之治氣摶精之道」，本文所講端坐挺直脊背，屁股放鬆，提肛吸氣，導

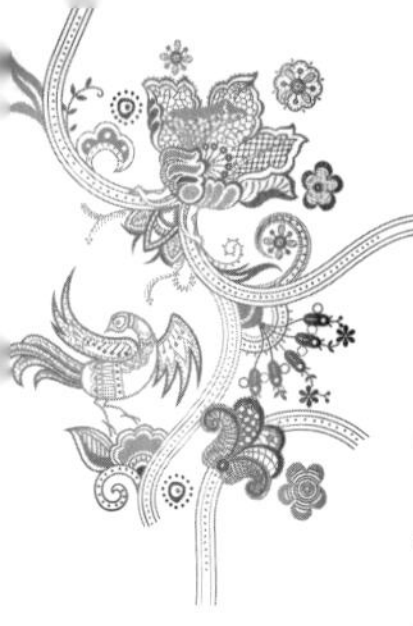

引下行，就叫做治氣，原文簡單幾句，沒有具體做法，實際上是要練氣化精，精力旺盛對行房才有助益。

筆者所教「摶精法」，是很奧秘的傳統功法，上、下、左、右、前、後、旋轉、摶（ㄊㄨㄢˊ）來摶去，誠如第四問容成所說：「以無徵為積，精神泉溢，精生而不厥。」以筆者親身體驗，今日洩精，明日練過精又湧現，可以再戰。足證古人言而有據，不會妄言。

（二）致　沫

有兩種解釋，一種是男女在做愛前，男坐床上，女坐男上，互相擁抱舌吻，有津液就吞下，女子陰道會分泌淫水，男子提肛吸氣，導入陰莖，會變粗大。

另一種練氣功的方式，即筆者所教的鎖精功，提肛吸氣，導引至陰莖，這需要手、頭、呼吸同時配合，還要閉氣、壓縮，動作也很複雜，經過一段時間，才會將陰莖的經脈打通，即原文講「通氣焉」，以後性交時就可以控制自如，持久不洩。

這種功法主要是男子專練，特色就是在練的時候津液會變多，要不斷的餐風（吐納）飲露

（吞口水）。（正確做法應為第二種）

（三）知　時

指性交前男女先進行前戲，如撫摸親吻之動作，使雙方慾念升高，達到書中所講「五欲之徵」，如女子氣上面熱，乳堅鼻汗，舌薄而滑，下汐股濕，嗌乾咽唾等現象出現，就是最好時機。

（四）蓄　氣

正式性交時，應先做房中術氣功，放鬆腰背，提肛吸氣，導引至陰部，這就是培養精氣，養精蓄銳，達到前面所說「三詣」地步。

（五）和　沫

是指陰莖插入陰道時，不要猴急亂插，也不要貪多求快，應該輕柔徐緩的抽送，並觀察女子的「八動」，聆聽「五音」，男女配合互動，這就叫「和沫」。

（六）竊　氣

在性交進行當中，男子偶而會衝動的想射精，但因女子尚未達到高潮，不可前功盡棄，應趕快抽出陰莖，讓陰莖喘口氣，並趁此時機互相親吻，這叫做「竊氣」，一、二分鐘後再插入。

另一種說法是偷採女子精氣，為採陰補陽的一種秘法。

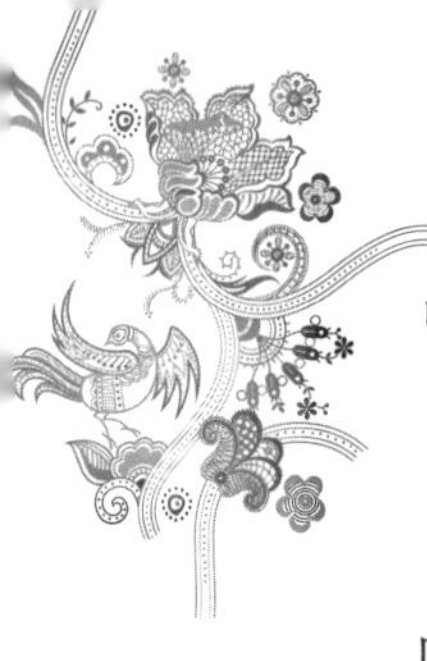

（七）待　贏

當女子快要達到高潮時，男子應將陰莖插到底，並停止抽送，絕對不要亂動，並吸氣導入陰莖，保持靜止狀態，以等待女子精氣盈滿，準備洩出，這就是「待贏」的意旨。

（八）定　傾

當女子終於達到高潮，灑出陰精，可從女子全身振動、屁股上下不停顫抖看出，此時陰莖仍然堅硬壯大，但不宜久留陰道內，應按照房中術秘訣，雖然不捨，必須撤離，以符養生之道，所謂「只可生返，不可死還」，功成身退，天下太平，就是定傾的本意。

筆者綜觀「八益」要旨，雖是講有益性愛的八種動作，實際上是一條鞭的作法，從練房中術氣功開始，循序漸進，分階段、步驟，最後使女子達到高潮，男子仍金槍不倒，全身而退，符合黃帝交而不洩，益壽延年的養生法則。

觀乎現代人，多急功近利，為滿足一己之私，縱慾過度，未從女子生理、心理著手，讓女子逐漸達到高潮，許多魯男子胡亂射精，導致陽痿不舉，又服壯陽藥，圖一時之快，最終不是敗腎、洗腎，就是提早夭折。

讀者應審思明辨，健康幸福才是人生之本，為了將來免得病魔纏身，趁早學習房中術，為了自己也為心愛的佳人，尤其是老夫少妻一族，切莫再蹉跎下去，等到力不從心時就後悔莫及了。

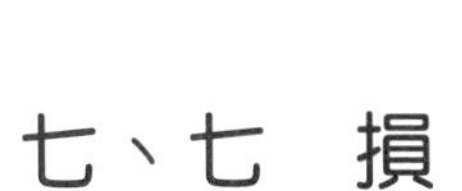

七、七　損

【原文】

七損：為之而疾痛，曰內閉；為之出汗，曰外泄；為之不已，曰竭；臻欲之而不能，曰勿；為之喘息中亂，曰煩；弗欲強之，曰絕；為之臻疾，曰費；此謂七損。故善用八益，去七損，耳目聰明，身體輕利，陰氣益強，延年益壽，居處樂長。

在性生活當中，應該避免七種不當的性交方式，損害我們的身體，同時破壞了性愛歡愉的氣氛，讀者應引以為戒。以下分別說明：

一損：內閉

是說男女性交太過急躁，沒有循序漸進，陰陽氣未調和，以致引起陰莖或陰道疼痛，這是陰部氣血閉塞不通的緣故。

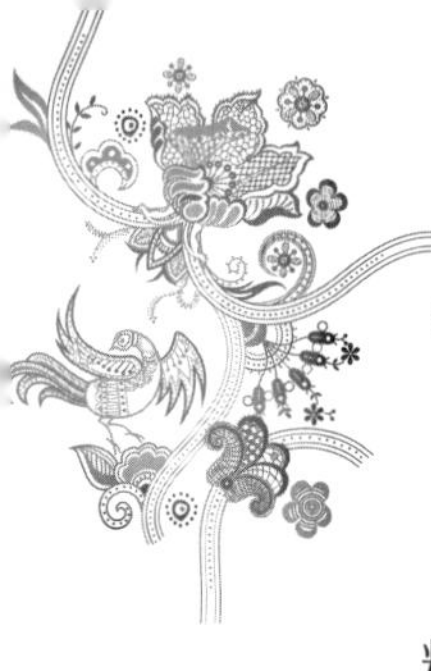

二損：外泄

做愛時大汗淋漓，會傷精氣，雖然並未洩精，但會導致陰莖軟弱無力，體熱小汗為正常，突然大汗為盜汗的一種，視為病態。

另如講話太多或性交時放屁，都有可能導致陽痿，主要就是由毛細孔、嘴巴、屁股漏氣所致，應多加注意。

三損：竭

做愛時想射精卻射不出來，表示精室已空，可能縱慾過度，精液已流光，新的精液無法及時補充，出現打空包彈的現象，這就需要多練「搏精法」，可以很快的生精、造精，以備不時所需。

四損：勿

想要性交時，陰莖卻軟弱無力，不能勃起，這叫做「勿」，陽痿原因很多，如縱慾過度、心理壓力、年老退化等等，吃藥打針不一定有效（可能還會傷肝、敗腎），最好的做法，就是勤練房中術氣功，氣血暢通，陰莖自然堅硬壯大，所向披靡。

五損：煩

做愛當中突然呼吸急促，氣喘不已，而且心

慌意亂，這就是「煩」的現象，主要因素是沒有照「八益」的方式去做，才會有這種損害。

六損：絕

女子沒有性慾，男子霸王硬上弓，陰陽氣無法融合，好像與死人交媾，一點樂趣都沒有，有如陷入絕境，這都是性教育失敗，性知識不足的後遺症，應該多讀房中術書籍，才會改善這種現象。

七損：費

男女做愛雖有意願，但還沒有暖機做些前戲，就急忙插入抽送，因氣血未流注陰部，陰道乾燥無淫水潤滑，勉強做愛一點快感都沒有，忙了半天，徒然浪費精力，也無法達到高潮，這就是「費」的意思。

以上所述七種不良狀況，就是「七損」的解釋，如果能夠好好運用前述「八益」來改善「七損」，就會耳聰目明，身體健康，行動敏捷，性能力日益增強，一定會延年益壽，幸福美滿，長久的快樂生活。

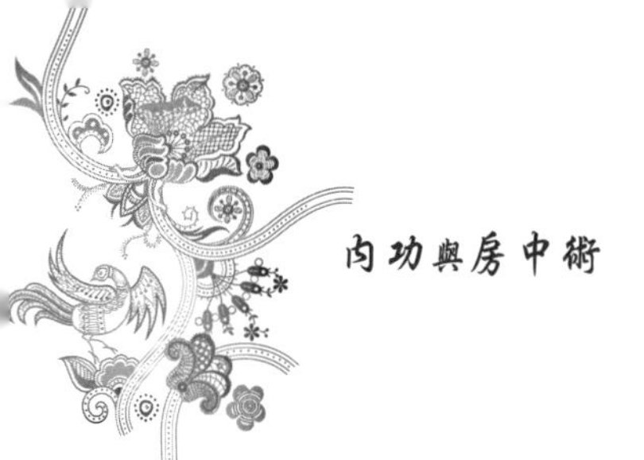

八、性愛法則

【原文】

人產而所不學者二，一曰息，二曰食。非此二者，無非學與服。故貳生者食也，損生者色也，是以聖人合男女必有則也。

人自出生開始，不用學，天生就會的事情，有兩種，一種就是呼吸，第二種即是吃。除了這兩種，都需要學習或親自去做而累積經驗，因此有益於身體健康的是飲食，傷害生命，提早夭折的是貪色縱慾，不知節制。所以懂得養生之道的高人，在進行男女性愛時，必定遵循房中術法則，以去損補益，健康長壽。

筆者小評：所謂「食色性也」，大家都知道吃飯很重要，國父孫中山先生在革命時曾提出「人人要有飯吃」，但是「色」也很重要，卻沒有政治人物為人民想方設法解決「色」的問題。據報載台灣未婚、不婚比率達到四成，美國約達到五成，這已不是一個小問題，值得大家重視。

另據統計寡婦、鰥夫的壽命，低於正常夫

妻壽命，最少十年，沒有保持正常性生活者，通常身體病痛也多，可見人除了嘴巴要吃，下面（色）也要吃，吃不飽也會出問題。君不見因「性」不滿足而強姦、殺人作奸犯科者，屢見不鮮，有如洪水氾濫，政府也沒有一套疏導防範之策（如大禹治水），在此姑且不談。

筆者要說的是，將心比心，將「色」比「食」，在進行性愛時，要像吃飯一樣，應細嚼慢嚥，不要狼吞虎嚥、暴飲暴食，應講求吃的品質，而不是以量取勝。

例如，曾有衛生醫療單位公開呼籲，希望某些舉辦「大胃王」的業者，不要為了宣傳廣告，導致參賽者因吃太多，事後至醫院治療，浪費國家醫療資源，個人也得不償失。

性愛也是如此，少數人縱慾過度，輕則送醫院急診，重則「馬上風」，一命嗚呼！此類例子，不勝枚舉。

因此，古人昭示我們，性愛是歡愉的，但也潛藏危機，稍一不慎，樂極生悲，一定要懂得性愛法則，並學習房中術，趨吉避凶，以符養生之道。

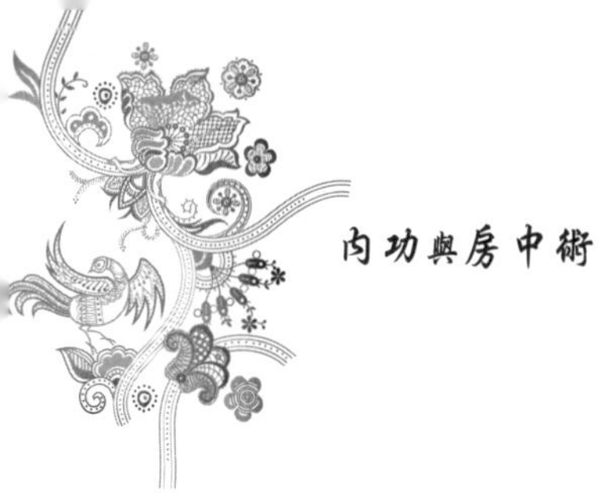

九、十　勢

【原文】

故：一曰虎步，二曰蟬附，三曰尺蠖，四曰鸝舉，五曰蝗磔，六曰猿踞，七曰蟾蜍，八曰兔鶩，九曰蜻蛉，十曰魚嘬，此謂十勢。

以下具體說明性愛的十種姿勢：

（一）虎步

即是模仿老虎走動的姿勢，其動作為：讓女子向前跪臥，雙手據床，屁股抬高（狀似老虎），男跪女後，抱女屁股，插入陰莖，進行抽送，這種姿勢與街上常看到的「狗交尾」類似，屬於後向位，是一種對女子陰道比較刺激的一種方式。

（二）蟬附

是模仿兩蟬疊起的姿勢，其法為：女子趴在下面，男子伏其上，陰莖插入後，由於角度關係，比較刺激到女陰前部，前後抽送較易滑出，最好左右搖動，或可採用側臥方式，仍是男在女後，陰莖可深入淺出，手腳也可自由活動。

（三）尺蠖

是模仿尺蠖爬行的姿勢，其法為：女子仰臥，男將陰莖插入，並伏女上，女子兩腳交叉在男背上，雙手環抱男頸，屁股配合陰莖抽送，互相搖動。

（四）麕舉

是模仿麋鹿的動作，用角向上舉刺的姿勢，其法為：女子仰臥，男將女兩腳舉起放男肩上，陰莖插入抽送會很深入，有較強的刺激感。

（五）蝗磔

是模仿蝗蟲展翅的姿勢，其法為：女子仰臥，自舉雙腳向上抬高，男伏女上，插入陰莖，自由抽送。

（六）猿踞

是模仿猿猴蹲坐的姿勢，其法為：女子前蹲，男蹲女股後，陰莖插入，雙手扶肩或摸乳，上下齊動，別有一番滋味。

（七）蟾蜍

是模仿蟾蜍（蛤蟆）躍動的姿勢，其法為：女子仰臥，雙腿彎曲，舉至乳前，男子跪姿，雙手向前據床，肩靠女足，陰莖抽送，像青蛙在跳的樣子。

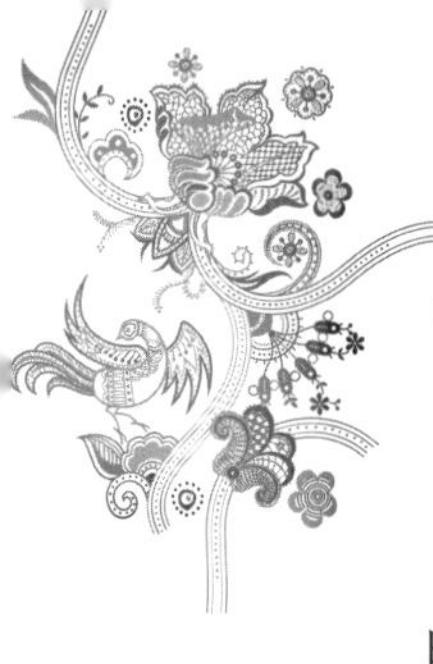

（八）兔騖

是模仿兔子在奔跑的姿勢。其法為：男子仰臥，雙腿伸直，女子正面跨上，套入陰莖，雙膝前跪，女伏男上，前後套插，好像兔子在跑，這種由女方主控的方式，快慢由己，既刺激、又有騎馬打仗的快感，是蠻好的性遊戲。

（九）蜻蛉

是模仿蜻蜓飛行的姿勢。

其法為：女子仰臥床邊，男子陰莖插入，並舉女雙腳大開，上面手腳搖動，下面屁股扭動，很像蜻蜓點水的動作。

（十）魚嘬

是模仿魚吃釣餌的姿勢。

其法為：男子仰臥、女子蹲在男股之間，套上陰莖，淺插數（九）下再深插一下，會有很大快感，這種上下套插，類似魚在吃餌，女子主動性很強，比較容易達到高潮，惟一缺點是女子若無體力，腿會很瘦，不能持久。

以上十種模仿動物的性愛姿勢，就叫做「十勢」。

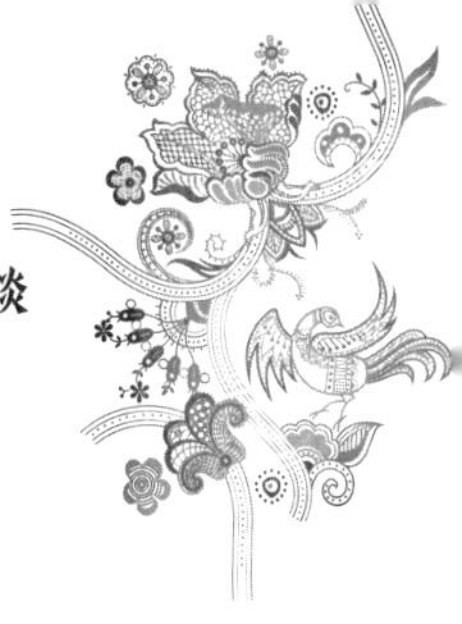

十、十　修

【原文】

一曰致氣，二曰定沫，三曰治節，四曰勞實，五曰必時，六曰通才，七曰微動，八曰待盈，九曰齊生，十曰息形，此謂十修。

（一）致　氣

就是將氣導引至下部（丹田），這是練氣功的動作，如果沒練過氣功「摶精法」，很難將氣轉化為精氣，所謂「練氣化精」是很奧秘的，可參看前述「治八益」中的「治氣」，這是房中術中很重要的基本功。

（二）定沫

指口中流出津液，味道甘甜，一般教氣功者常說要「舌抵上齶」，經過吐納導引之後，上下通氣，口中就會湧現泉水般的津液，表示氣已貫通經脈。

（三）治　節

當經脈通氣以後，應該將氣導引至陰莖，這也有專門功法，練時呼吸要配合頭、手、陰莖，

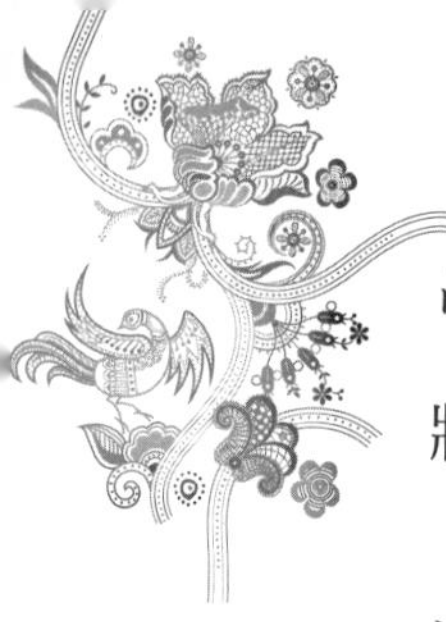

將陰莖的經脈打通，主要是鍛鍊陰莖。

讀者要知道陰莖與手指、腳趾距離心臟較遠，屬於邊陲末梢神經部位，通常氣血較不易通達，年老或體衰者，常有手指發麻現象，就是明證，這種人多半也陽痿不舉，或舉而不堅，堅而不久，最好趕快練房中術氣功，身體會很快改善，陰莖也強而有力。否則，拖久了，極易中風，再想練恐怕已來不及了。（註：心血管疾病為十大死因之一）

（四）勞　實

即前戲，是指性愛前的遊戲，從撫摸手腕開始，至玩弄陰蒂為止，可參看本書「合陰陽」前段，即可瞭解如何循序而進，很符合女子生理需求，為性交前的基本步驟。

（五）必　時

指性交前應把握最好時機，可從前戲中仔細觀察女子的反應動作，如：氣上面熱、乳堅鼻汗、舌薄而滑、下汐股濕、嗌乾咽唾等（詳見書中「五欲之徵」解釋），當以上五種肢體語言都已出現時，就是性交的最好時機。

（六）通　才

簡而言之，即是正式開始性交，將陰莖插入

女子陰道，但不能胡亂插送，古人連這起始動作都很重視，是有其科學及生理根據。

書上講應該淺刺而不要深入，即是將龜頭部位插入即可，以等候女子從龜頭馬眼（小孔）吸取陽氣，相對的女子陰氣也流注於陰道，會使陰道變得充血膨脹，經過陰陽氣交互融合後，短暫時間即顯得陰道鬆軟，淫水更多，表示陰氣已通達，即可以進行下一階段了。

（七）微　動

即輕柔的抽送，性愛是一個過程，要經過較長時間，才會達到高潮，男子切忌沒有章法的亂插，尤其是持續快插，很快就洩精出場了，女子還沒爽就結束，怎不恨得牙癢癢。

所謂「慢工出細活」，就是要徐緩、持久，女人是感性動物，因為慢，才可感受到陰莖摩擦的快感，持續的抽送，才會逐漸升溫，快感愈來愈強烈，可從本書所形容女子肢體語言的各種動作，判斷出達到那個階段，十分精確逼真，後面將有詳述。

（八）待　盈

當女子快要達到高潮時，可從女子的呼吸或叫春聲中，來判斷（詳見「五音」一節），如果

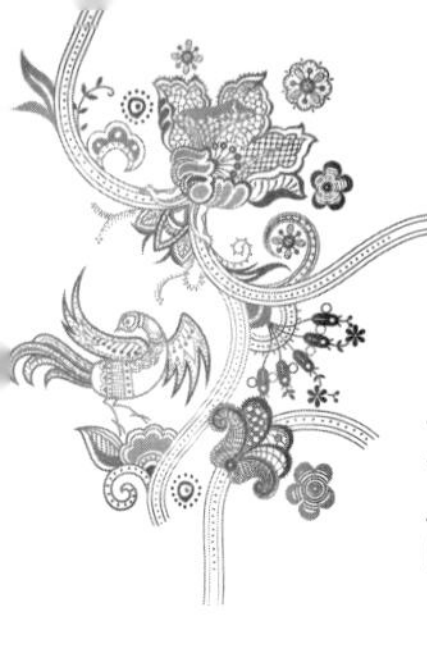

女子已叫不出聲時（有氣無音），表示已爽到最高階段，很快就會火山爆發，噴出岩漿，此時男子即應停止抽送，將陰莖深入抵住花心，以等待女子精氣滿溢，噴出精液。

（九）齊　生

齊是濟的意思，是說有益於養生，接上文意旨，當女子精氣滿溢，終於達到高潮，噴出精液，對女子來講這是自然排泄的廢棄物，但對修煉的養生家來講，視如珍寶，就像環保局、清潔隊常講「你丟我撿，資源回收」，房中術秘笈就有談到如何將女子丟的垃圾，撿來當補品，所謂「採陰補陽」的論調，源頭即從此而出。

古人採補得宜，可以延年益壽，返老還童，秦始皇追求長生不老之藥，結果徒勞無功，其實仙藥本在男女體內，問題是信或不信，會採與不會採而已。《史記》中有「列仙傳」，或一些名人如老子、扁鵲都活了好幾百歲，不信者認為是記「年」有誤，不過史家都認為司馬遷引經據典，詳實可靠，常人不可「以小人之心度君子之腹」，就像鬼神靈異之說有人真實碰到，言之鑿鑿，有人從未經歷過，認為胡扯，信與不信，讀者自行判斷。

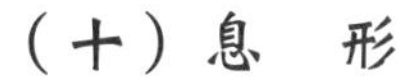

（十）息　形

當女子已爽，男子也採補完畢，就應當功成身退，停止抽送，並將陰莖抽出，不要樂不思蜀，泡在溫柔鄉裡，若是陰莖萎縮或忍不住洩精，就前功盡棄，反而有傷身體，得不償失。

「合陰陽」文中有「成死為薄」警語，可作參考。

以上所述十點性交法則，從頭至尾，是一整套作法，讀者宜循序漸進，以達到性愛圓滿結束，為了自己及伴侶的幸福著想，這十項作為簡稱「十修」是男子必須學習修練的基本課目，不可等閒視之。

十一、八　道

【原文】

一曰高之，二曰下之，三曰左之，四曰右之，五曰深之，六曰淺之，七曰疾之，八曰徐之，此謂八道。

（一）高

即性交時，陰莖從上往下插入陰道。

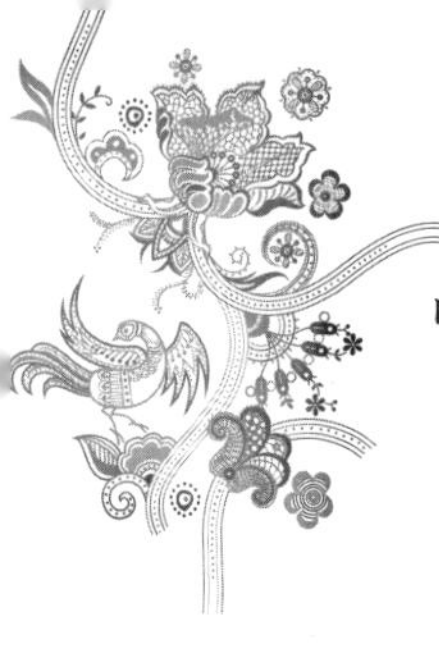

（二）下

即陰莖從下往上插入抽送。

（三）左

即陰莖從左側插入陰道左邊穹窿，最好用側向位，男女兩腿交叉方式，方能刺激到。

（四）右

仍是男在女後的側向位，從右側插入。

（五）深

即陰莖全部插入，一竿到底深入花心。

（六）淺

即陰莖淺刺，龜頭部位插入陰道，摩擦G點。

（七）疾

就是動作很快的連續插送，以加強刺激。

（八）徐

即慢慢的插入抽送，以求慢工出細活，拉長性交時間。

以上八種性交動作，就叫做「八道」，暗指插屄的八種門道，簡單易懂，但要運用得宜，就需視當時情況，參雜互用，不要一成不變，儘量熟能生巧，千變萬化，以期性愛活潑、有趣，達成男女同樂之目的。

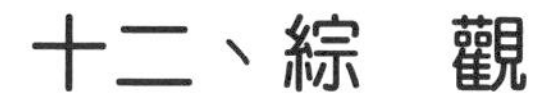

【原文】

十修既備，十勢豫陳；八道雜行，接形以昏。汗不及走，遂氣宗門，翕咽搖前，通脈利筋。乃察八動，觀氣所存，乃知五音，孰後孰先。

上述性愛法則「十修」，既然準備成熟，「十勢」也預先練習過，「八道」參雜運用也已熟練，就選一個美好的夜晚時刻，進行性行為。

在汗還沒有流出太多時，就將氣血流注於陰部，使陰莖氣血通暢，膨脹堅硬，就可以插入陰道，運用房中術氣功「六字訣」（存、縮、抽、閉、展、吸），進行抽送，很快即可以打通筋脈，精神旺盛，以便持久的讓女子獲得快感，並觀察女子性行為當中，反應出來的八種動作，以瞭解其呼吸快慢，所呈現之性慾高低，就可以知道女子因性愛感受所發出五種聲音，及顯示的快感程度，便可以配合女子調整先後次序，進行互動。

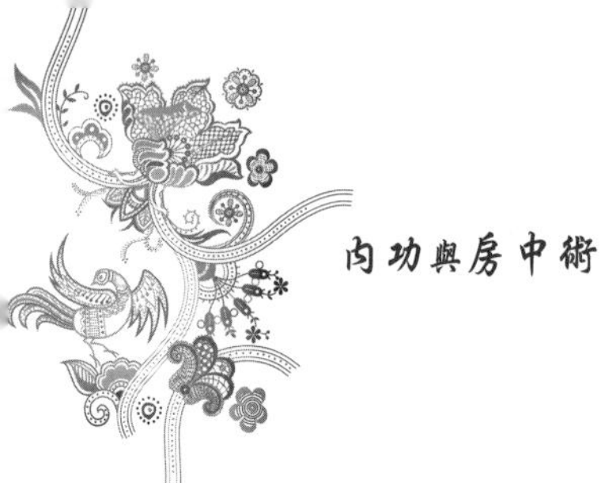

十三、八　動

【原文】

八動：一曰接手，二曰伸肘，三曰側勾，四曰交股，五曰直踵，六曰上勾，七曰平踊，八曰振動。

本節內容主要是觀察女子八種性反應，所顯示的肢體語言。

（一）接　手

指女子在床上性交時，雙手突然抱緊男子。

（二）伸　肘

指女子性行為當中，會突然挺直手肘。

（三）側　勾

指女子性交時，將腳舉起從側面勾搭男子身體。

（四）交　股

指女子性愛時，突然將兩腿交叉在男子腰上的現象。

（五）直　踵

指女子做愛時，將兩腳直伸，腳後跟特別用

力相挺的現象。

（六）上　勾

指女子性行為中，突然舉腳向上勾人的現象。

（七）平　踊

指女子性交時偶而會有屁股上下躍動現象。

（八）振　動

指女子因性行為達到高潮，會有手、腳、屁股，甚至全身上下不停抖動現象。

十四、八　觀

【原文】

接手者，欲腹之傅也；伸肘者，欲上之摩且距也；側勾者，旁欲摩也；交股者，刺太過也；直踵者，深不及也；上勾者，下不及心也；平踊者，欲淺也；振動者，至善也，此謂八觀。

由上述女子的八種性行為動作，經過觀察，並思索為什麼會有這些下意識的現象。

經過古人實證經驗，發現原來是女子陰道因摩擦而引起的生理反應，有的太過，有的不及，有的恰好，因為癢在下面口難開，只好用肢體動

作代表說話，以下是古人的解讀，請讀者細細品味，做為性愛參考。

（一）接手者，欲腹之傅也

當女子緊抱男子時，是希望腹部貼緊，陰莖要插送到位，表示女子性慾高漲。

（二）伸肘者，欲上之摩且距也

當女子臂、肘挺直緊繃，表示陰道上方很癢，希望陰莖由上而下，加大力度摩擦，衝刺陰道，以求搔到癢處。

（三）側勾者，旁欲摩也

當女子舉腳從側面勾男子，表示陰道側邊穹窿（左或右）很癢，需要加強摩擦，此時最好用側向位，即男在女後側臥，兩腳交叉，陰莖插入可深可淺，自由抽送。

（四）交股者，刺太過也

當女子兩腿交叉在男子腰上，表示陰道刺激太過，會有不舒服感覺，男子應採「九淺一深」法當可解決此問題。

（五）直踵者，深不及也

當女子兩腳伸的很直，腳後跟特別用力相挺，表示陰莖插的太淺，搔不到癢處，可將女子雙腳抬高至男背上，男子陰莖就可深入衝刺，解決此問題。

（六）上勾者，下不及心也

當女子舉腳向上，可能陰莖較短，未能深入花心，應該將女子雙腳架在男肩上，抬高女子屁股，就可直抵花心，解決此問題。

（七）平踊者，欲淺也

當女子屁股出現上下躍動時，表示陰道摩擦產生很爽的快感，快要達到高潮，希望陰莖不要再用力深入，此時男子應暫停衝刺，輕微搖動，以等待女子高潮來臨。

（八）振動者，至善也

當女子陰道收縮，屁股持續振動不已，連帶全身上下都會顫抖，表示達到真正高潮，那種美好感受，覺得已到至善至美境界。

以上八點是古人細心觀察的心得，就簡稱「八觀」。

十五、五　音

【原文】

五音：一曰喉息，二曰喘息，三曰累哀，四曰吹，五曰嚙，審察五音，以知其心；審察八

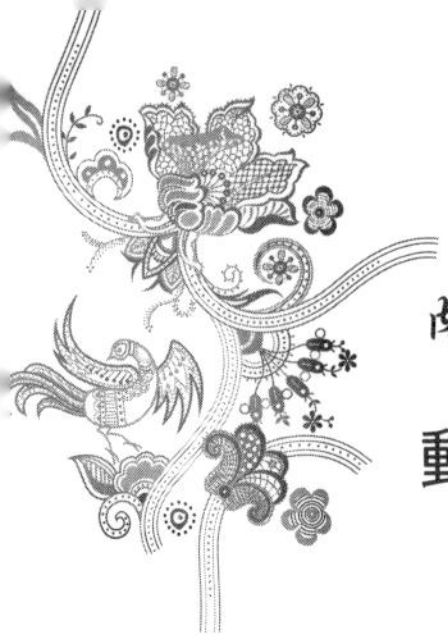

動，以知其所樂所通。

「五音」，是女子做愛過程，所發出的呻吟聲，俗謂「叫床」。以下簡單描述：

（一）喉息

是女子由喉嚨發出呼吸急促的聲音。係指女子陰道受到摩擦而產生快感的呃呃聲。

（二）喘息

是張口喘氣，好像吸氣無聲，吐氣有聲的樣子，表示女子逐漸產生性亢奮，浸淫在陰莖抽送的歡樂情境，所發出的歡呼聲。

（三）累哀

是女子快感升級，陰道感覺摩擦生熱，產生互動。不斷發出啊或喲的聲音，爽到有點哀叫的感覺。

（四）吷

吷（ㄒㄩㄝ），是指口中冒火，嘴巴幾乎發不出聲，有點乾號（ㄏㄠˊ）的感覺，表示女子快感更為強烈，有點招架不住，張口想叫，卻發不出聲。

（五）噛

是指咬牙切齒，表示女子達到高潮時，已經

叫不出來，只好用咬的方式，表達對男子的高度肯定。

古人觀察入微，由女子性愛中所表現出的聲音或現象，來判斷女子內心感受，知道每一階段的「叫床」狀況，同時配合「八動」的肢體語言，就很清楚女子的快感程度，和她所希望男子配合能夠搔到癢處，以期達到性高潮，讓她享受這欲仙欲死的極樂境界。

十六、五欲之徵

【原文】

氣上面熱，徐呴；乳堅鼻汗，徐抱；舌薄而滑，徐傅；下汐股濕，徐操；嗌乾咽唾，徐撼，此謂五欲之徵，徵備乃上。

（一）氣上面熱，徐呴

當女子思春，產生性慾時，氣血會流注頭部，臉上發熱，並慢慢的張口嘘氣，有時會說好熱、好熱。

（二）乳堅鼻汗，徐抱

當女子奶頭，由軟變硬的豎起來，鼻頭也冒

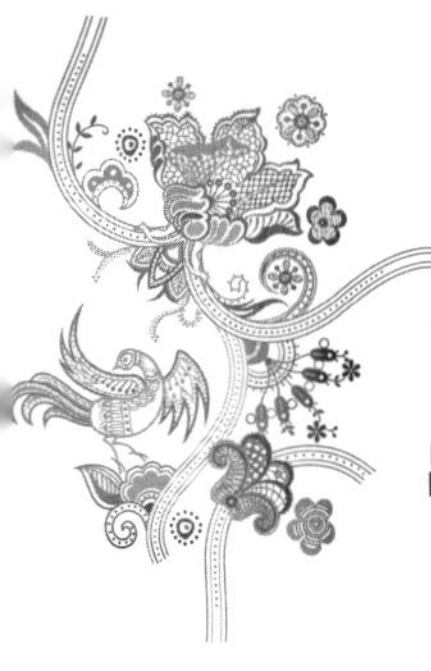

出汗珠，便應溫柔的擁抱撫摸。

（三）舌薄而滑，徐傅

當舌吻時，發現女子舌頭變得靈活，口水變多且甜，便應溫柔的吸吮，並互相依偎纏綿。

（四）下汐股濕，徐操

當女子性慾愈來愈強烈，淫水像海水漲潮一般，漸漸流到大腿時，男子便應用手指溫柔的摩擦陰道口、小陰唇部位。

（五）嗌乾咽唾，徐撼

當女子喉嚨發乾，有吞嚥口水現象時，男子應溫柔的用手指刺激陰蒂、左右搖動或上下摩擦，使女子更加飢渴。

以上五種女子的性反應，就是從性慾初起，而漸增強的現象，古人簡稱「五欲之徵」，這些徵兆都具備時，才可以提槍上馬，正式進行性愛遊戲。

十七、十　已

【原文】

壹已而清涼出，再已而糗如靡骨，三已而

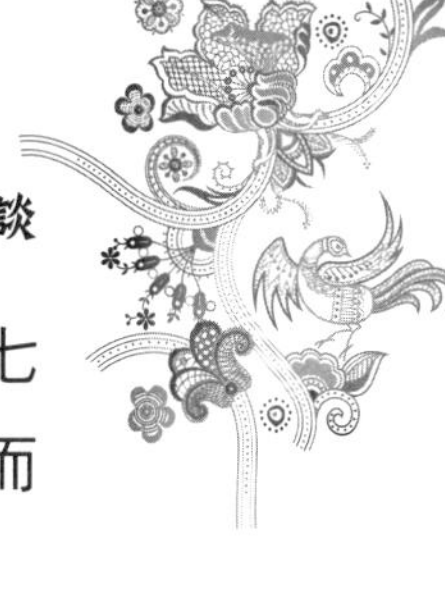

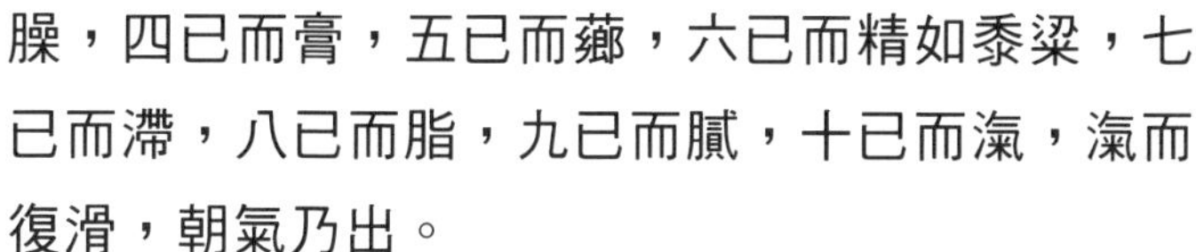

臊，四已而膏，五已而薌，六已而精如黍粱，七已而滯，八已而脂，九已而膩，十已而濊，濊而復滑，朝氣乃出。

性交過程可分為十個階段，也可說交戰十個回合，每一階段女子陰道分泌物都有不同特徵，茲說明如下：

壹已清涼出

第一次女子高潮所噴出的精液，會使陰莖感受到清涼舒爽。

再已而糗如靡骨

第二次女子陰道，會分泌出類似燉燒骨頭的氣味。

三已而臊

第三次會分泌出，類似汗臭腥臊，有點像狐臭或尿騷的味道。

四已而膏

第四次會分泌出，像油膏的黏稠液體。

五已而薌

第五次會分泌出，像剛燒好飯的米香味道。

六已而精如黍粱

第六次會分泌出，像小米粥的黏稠液體。

七已而滯

第七次感覺陰道乾燥，陰莖抽送出現遲滯現象。

八已而脂

第八次會分泌出，像脂肪般的濃稠體。

九已而膩

第九次會分泌出，肥厚油膩的物體。

十已而瀛

第十次有點像火山爆發，由子宮頸口噴出岩漿，又像水煮沸再冷卻，形成類似蒸餾水的精液，陰莖再度潤滑起來，同時又感受到清涼舒服的滋味，通體暢快。

十八、十二部位

【原文】

一曰笄光，二曰封紀，三曰澗瓠，四曰鼠婦，五曰谷實，六曰麥齒，七曰嬰女，八曰反肱，九曰何寓，十曰赤縷，十一曰赤豉，十二曰礫石。

「十二部位」係指古人研究女子性器官，所

定的不同名稱，茲說明如下：

（一）笄光

即素女經的「金光」，指陰道口部位。

（二）封　紀

即陰戶，或稱玉門，也就是大陰唇。

（三）澗　瓠

或叫陰阜，也就是陰道前庭。

（四）鼠　負

或叫臭鼠，是指小陰唇部位。

（五）谷　實

是指陰蒂，陰道口上方部位。

（六）麥　齒

是指陰道內之處女膜部位。

（七）嬰　女

是指陰道裡面的「後庭」穹窿，大概接近子宮的部位。

（八）反　去

是指陰道內「左右」兩側的穹窿。

（九）何　寓

或叫幽谷，是指陰道內，下方部位，有如溫柔鄉，令人流連忘返。

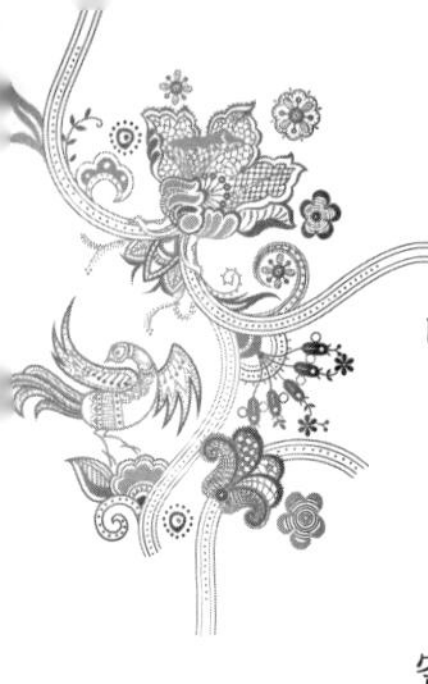

（十）赤　縷

或稱丹穴，是指陰道內上方約二吋處，有如穿了紅色衣服，即所謂的「G點」。

（十一）赤　𤿟（鼓）

或稱赤珠，是指接近子宮頸處的突出物，俗稱「花心」。

（十二）磔　石

或稱昆石，是指直腸與子宮交接處的部位，類似「藻苔」，但較厚、硬，故部首從石。

十九、知所進退

【原文】

得之而勿釋，成死為薄，走理毛，置腰心，脣盡白，汗流至膕，無數以百。

當女子達到高潮後，男子應把握機會進行採陰補陽，不要浪費女子所丟的廢棄物（陰精），結束後要趁陰莖還堅硬的時候退出，不要等到陰莖萎縮再出來，就會損害身體。

此時應按照房中術法則，吸氣導引走一趟奇經八脈，可以洗髓伐毛，這樣皮膚肌裡就會顯得

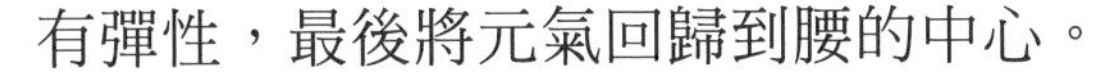

有彈性，最後將元氣回歸到腰的中心。

所謂「意注雪山，金鼎氣騰」，萬法歸宗，這樣才算大功告成，可以好好休息了。

至於女子，可以看到整個嘴唇幾乎全是白色，不見血氣，身體發熱流汗，從臉、鼻、大腿、到膝蓋後面，性交抽送次數不知道有多少一百下、一百下、一百下……已經數不清了。

表示玩的太久，已精疲力盡，必須立刻停止，好好休息，以便恢復體力，否則恐怕樂極生悲，就後悔莫及了。

二十、四　毋

【原文】

人有善者，不失女人，女人有之，善者獨能，毋予毋治，毋作毋疑，必徐以久，必微以持，如已不已，女乃大怡。

善於做愛的高手，一定要研習房中術法則，懂得察顏觀色，當女子沒有性慾時，不要勉強作愛，避免「七損」的弊病。

如果女子意亂情迷，產生性慾，只有性愛高

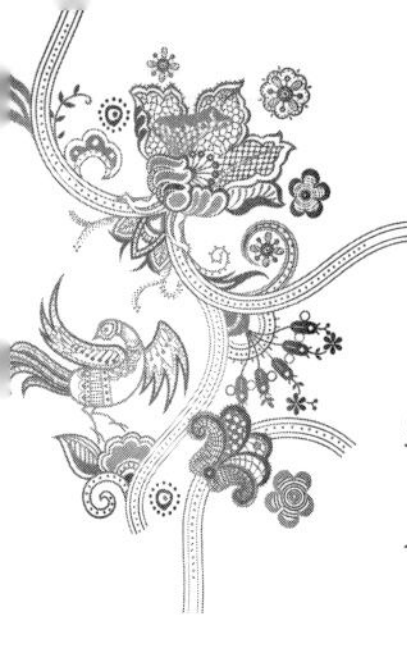

手，才能按照房中術法則，適當的把握時機，配合女子，既不能猶豫不決，也不能急促亂來。

對於性愛的態度，既不能太過興奮（很易早洩），也不能太過遲疑，致令女子慾火澆息，白搭一場。

當男女情投意合，正式性交時，動作一定要徐緩，時間也要拉長，女子才會產生快感，陰莖抽送時，必須輕微的慢動作，而且要持續不斷，好像要告一段落，實際上仍然在進行當中，逐漸的女子快感會愈來愈強，最後就會達到頂極高潮。

廿一、五音反應

【原文】

喉息，下咸而吐陰光陽；喘息，氣上相薄自宮張；累哀者，尻彼疾而動封紀；吹者，鹽甘甚而癢乃始；嚙者，身振寒而置已久。

當女子在性愛當中，快感逐漸加強，生理上會不自覺的發出叫床的歡愉聲，同時身體也會做一些相應動作，由這些肢體語言，我們可以判斷女子快感，強、弱達到什麼程度，茲說明如下：

（一）喉息，下咸而吐陰光陽

當女子喉嚨發出呼吸急促的聲音，下半身尤其屁股，會搖來搖去，是因陰莖抽送傳導陽氣至女子體內，迫使陰氣自口中吐出，同時感受到初步的快感，精神也變得較亢奮。

（二）喘息，氣上相薄自宮張

當女子張口喘氣，是因為快感逐漸增強，陰道充血，變得膨脹柔軟，陰莖在插送時，會感覺陰道收縮一鬆一緊，有的屄收縮很強烈，好像嘴巴在咬，陰莖有痛感，少數屄會有陰道痙攣現象，即將陰莖鎖住，拔不出來，報載曾有將此狀況男女包裹送醫治療記錄。

更可怕的有因收縮而導致男子洩精不止，精盡而亡，所謂「馬上風」現象，也時有所聞，讀者碰上時要冷靜應對，才能轉危為安，千萬不可漠視。

（三）累哀者，尻彼疾而動封紀

當女子發出唉或喲的哀號（ㄏㄠˊ）聲，同時屁股會快速扭動，感覺陰戶受到強烈刺激，大小陰唇動得更厲害，收縮更緊密，快感又升級，內心慾火燒得更旺盛。

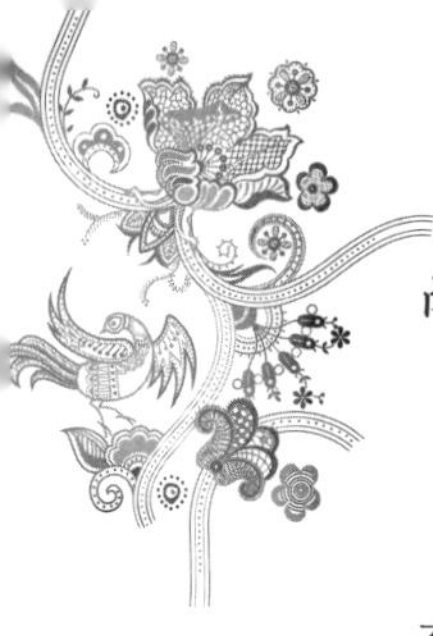

（四）吹者，鹽甘甚而癢乃始

當女子張口想叫，卻發不出聲，同時感受全身酥癢難耐，心裡暗自羨慕終於嘗到甜頭，而且愈來愈鹹濕，有些性慾強的女子喜歡「重鹹」口味，即是指這個階段，又癢又爽，快要達到高潮。

（五）噹者，身振寒而置已久

最後，當女子達到高潮時，噴出陰精，因為太爽了，會抱著男子又親又咬，以此表達感謝之意，同時全身會上下震動，偶而還會打冷顫，抖個不停，台語「爽歪歪」形容的很貼切，也有點像被「電」到一樣，不由自主的抖動。

這種超級快感是一波又一波類似火山爆發後，有數不清的餘震，女子心裡希望陰莖留在陰道裡久一點，最好都不要拔出來，以享受這最美好的時光。

廿二、結　語

【原文】

是以雄牡屬為陽，陽者外也；雌牝屬為陰，陰者內也。凡牡之屬摩表，凡牝之屬摩裏，此謂

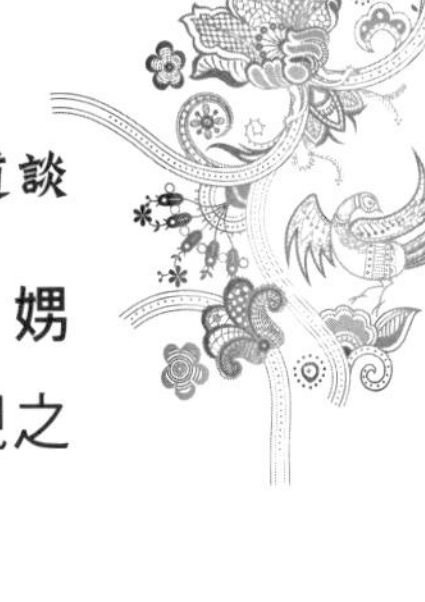

陰陽之數，牝牡之理，為之弗得，過在數已。娚樂之要，務在遲久。苟能遲久，女乃大喜，親之弟兄，愛之父母。凡能此道者，命曰天士。

總而言之，「雄」性動物（含人類），公的、男的，代表「陽」的一方，「陽」是指外表的意思。母的、女的，代表「陰」的一方，「陰」是指內裡的意思。凡是男性（公的）交媾時都是摩擦陰莖表面，女性（母的）都是摩擦陰道裡面，這是陰陽交合不變的規則，男、女（公、母）交配、繁衍、永恆的真理。

如果男子在性交的時候，陰莖軟弱，不能勃起，出現陽痿現象，主要過失可能是縱慾過度，或身體有病（如高血壓、糖尿病等）、年老體

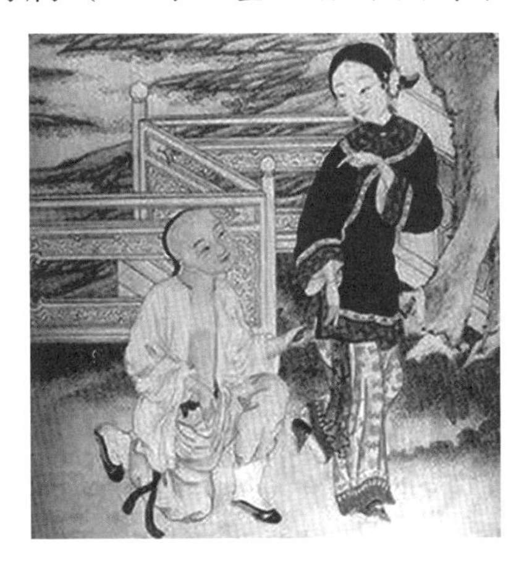

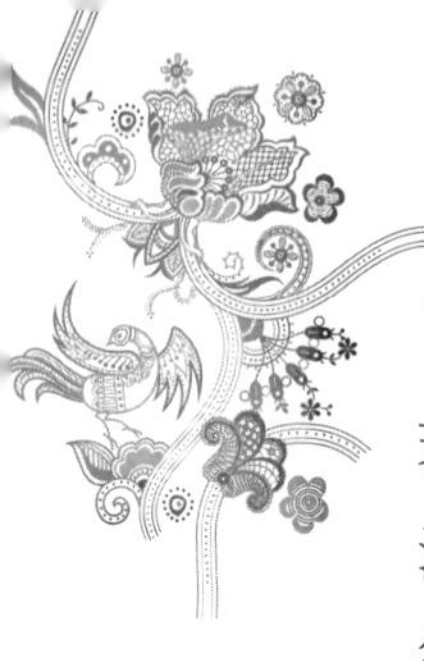

衰、生理機能退化，這些都是精氣不足，氣血無法暢通，導致陰莖不舉，改善之道，要勤練房中術氣功，定能重振雄風。

若是生理機能正常的男子，性交不能達到「十已」的地步，讓女子心滿意足，就要怪罪男子，只進行幾個回合（數已），就鳴金收兵，無法滿足女子性需求，將來忠貞度是會有問題。

至於美滿歡樂的性愛，最重要的關鍵，務必在持久上下功夫，若是男子陰莖堅硬無比，又能閉精不洩，持久抽送使女子達到高潮，她會非常的高興，把你視為比她哥哥、弟弟還重要的親人，愛你甚過愛她的父母，可見你在她的心裡地位是如何的崇高。

凡是能夠達到如上所說的「房中術」高手，我們可稱他為「天士」。所謂「天士」，是指最高等級的「房中術」大師，做愛可以達到「十已」境界，屬於得「道」高人那一類。

古代士大夫階級，是指「貴族」階層，與平民的地位，差距甚大，「天士」也是指最高層的貴族，係指「王侯」之尊，本文出自西漢貴族之墓，果然與眾不同，價值非凡，希望讀者仔細研習，並加珍藏。

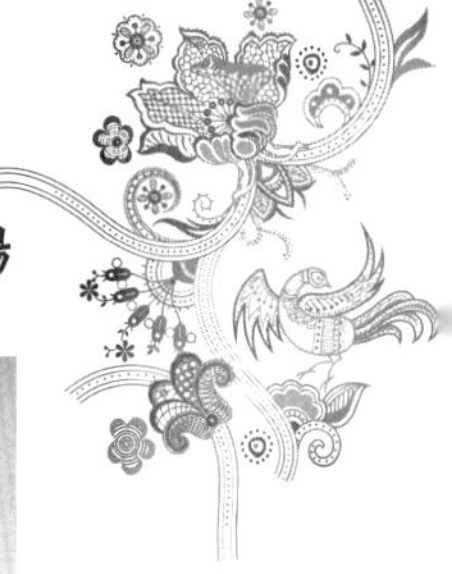

第三篇　合陰陽

【原文】

凡將合陰陽之方，土揗陽，揗肘房，抵腋旁，上灶綱，抵領鄉，揗拯匡，覆周環，下缺盆，過醴津，陵勃海，上常山，入玄門，御交筋，上欱精神，乃能久視而與天地侔存。

本文主要是講陰陽調和與男女性愛方面的事情，是古代很有深度的性教育文章，時至今日，仍具有很高參考價值，希望讀者以平常心看待，正確認識房中術的奧妙。

首先談到男女情投意合，想要進行性愛，男子正確作法應該先從撫摸女子手、腕開始，反覆摩擦腕股穴及陽谷穴，以啟動陰氣陽氣融合，產生電流，逐漸使男女雙方體溫加熱，產生性交慾念，循著手腕向上搓摩肘部，進至腋下兩旁，再到肩臂之處，抵達頸項部位，再撫摸脖子、嘴唇周邊，反覆環繞一圈，然後往下觸乳房，並輕輕

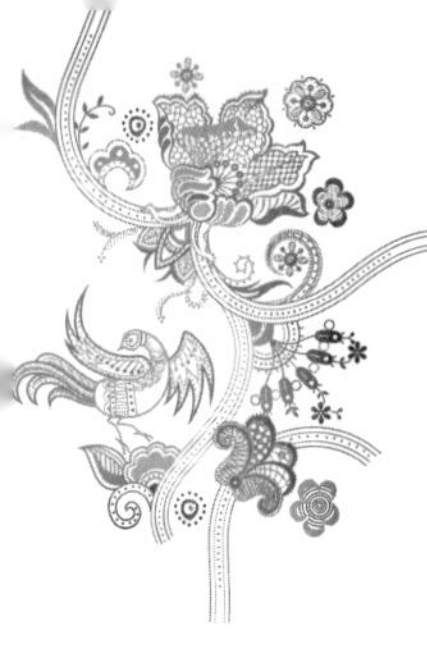

捏揉乳頭，再穿越胸窩，抵達小腹部位，逐漸觸摸女子陰戶，並玩弄陰蒂。

此時應急吸一口氣，導引至頭部，以提神醒腦，不要意亂情迷，把持不住，應謹記房中術「存」字訣，控制內心衝動，所謂「色不迷人，人自迷」，許多人一時猴急，匆忙上陣，幾分鐘即丟兵卸甲，草草了事，造成女子怨嘆。

需知和女人做愛，有如煮開水，逐漸加溫，經過一定時程，才會煮開，達到高潮。這個過程要非常小心，有如駕御朽索奔馬，稍有不慎，即可能前功盡棄，所以一定要勤練「房中術」，才能長時間觀察女人做愛時，每個階段不同反應，並健康長壽的享受人生幸福，達到書上所說「乃能久視而與天地並存」。

交筋者，玄門中交脈也，為得操揗之，使體皆樂癢，悅懌以好。雖欲勿為，作相呴相抱，以恣戲道。戲道：一曰氣上面熱，徐呴；二曰乳堅鼻汗，徐抱；三日舌薄而滑，徐屯；四曰下汐股濕，徐操；五曰嗌乾咽唾，徐撼；此謂五欲之徵。

女人之陰蒂是最敏感部位，如果能上下左

右輕微觸摸，全身就會酥癢難耐，情緒也會駭起來，雖然有性交的衝動，但不要馬上插入，應該互相擁抱、親吻，並盡情撫摸、嬉戲，以刺激性慾高漲。

在性交之前應掌握性遊戲的規則與特徵，並與其互動，茲說明如下：

（一）當女子慾念來潮，臉部發熱，便應溫柔的親吻。

（二）當乳頭由軟變硬的豎起來，鼻頭也冒出汗珠，便應溫柔的擁抱撫摸。

（三）當舌吻時發現口水變甜、變滑、變多，便應溫柔的吸吮，依偎互動。

（四）當女子逐漸興奮，陰道淫水多到流向大腿時，便應溫柔的用手指緩慢摩擦小陰唇部位。

（五）當發現女子喉嚨發乾，有吞嚥口水現象，這是性興奮的特徵，便應用手指溫柔的觸摸陰蒂，左右搖動，讓女子更加飢渴，急需陰莖插入解渴。

以上五點即是女子性慾五個階段反應，由這些徵兆，可以發現女人性慾是逐漸加溫，生理結構與男人不同，因此不可急於上馬一步到位。兵法有謂「知己知彼，百戰百勝」，能瞭解女人性

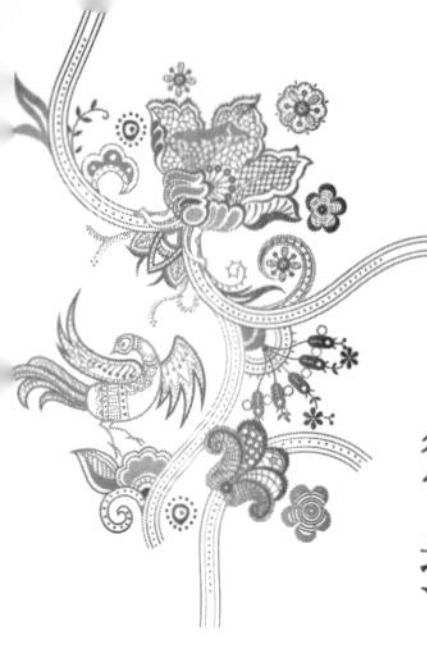

慾衍變脈絡，善解人意，是兩性關係很重要的前提，也是男人戰無不勝的先決條件。

徵備乃上，上揕而勿內，以致其氣。氣至，深內而上撅之。以抒其熱，因復下反之，毋使其氣歇，而女乃大竭。然後十動，接十節，雜十脩。接形已沒，遂氣宗門，乃觀八動，聽五音，察十已之徵。

當以上五種徵兆都顯現出來後，才可以正式進行性交動作，首先男方將陰莖龜頭部份，針對小陰唇上下摩擦並淺刺二、三公分，暫時不要深入，以等待陰陽氣交融，陰道會漸漸膨脹充血，陰莖也會變得粗大，這時才可以由上而下深入插到底，以抒發因感應所產生的熱氣。此所以常有慾女因思春難耐，碰到男人時，常會說：「快給老娘消消火」，就是這個意思。

此時即可以反覆插送，不要在性緻最高的時候中斷，諸如做愛到一半，突然有人叫門、或電話鈴響，這就非常掃興，要回復到熱情如火的情境，又要花一段時間，冷灶熱燒，處理不好，就前功盡棄，心裡會恨得牙癢癢。

所以在做愛時，應先摒除一切干擾（最好關掉手機），持續不斷的保持高昂鬥志，在進出之間，男女應配合互動，產生共鳴，把性愛當做藝術表演，男方賣力演出，女方受到激勵，才會特別興奮，然後進行如何持久性交的技巧與觀察十個階段反應出來的不同現象，及模仿動物姿勢的性交動作，變換不同體位，並參雜運用上、下、左、右、快、慢、多、少、深、淺等抽送技巧。

在性交熱烈進行時，女子氣血會集中流注在陰部，出現亢奮現象，就可以觀察有八種不同動作及發出五種不同聲音，所暗示的肢體語言，可以看出不同階段反射出來的性狀態，最後體會女子性愛十個階段，每次流出的分泌物，都有不同變化或怪異氣味，以下會有詳細說明。

一、十　動

【原文】

始十、次廿、卅、卌（四十）、五十、六十、七十、八十、九十、一百，出入而毋決。一動毋決，耳目聰明，再而音聲章，三而皮革光，四而脊骨強，五而尻髀方，六而水道行，七而堅

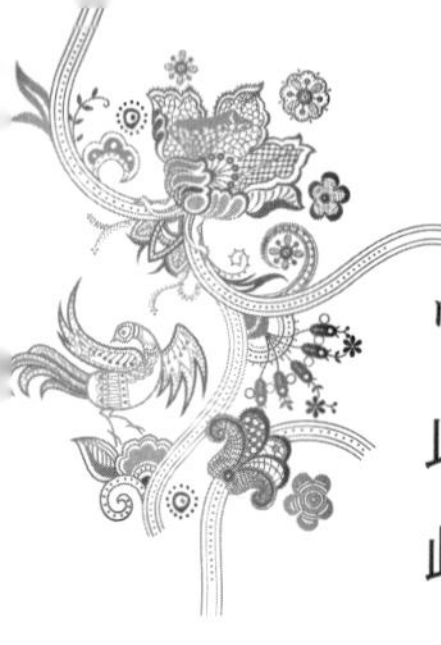

以強，八而腠理光，九而通神明，十而為身常，此謂十動。

男女性交要講求技巧，有時要像釣魚，用餌來逗魚，有挑逗才有情趣，有時要像蜻蜓點水，在那一剎那間享受快感，本節說明性交開始的時候，男方應採取「九淺一深」的方法（加起來剛好十下），用龜頭淺插九下，逗得女方想吃卻吃不到，第十下才整根插到底，以解飢渴，接著再淺插十九下，第二十下再一竿到底，以下類推，到一百下時，再重新開始。

男子反覆抽送，不可決堤洩精，應將做愛時間拉長，經過摩擦生熱的化學變化，女子才能享受極樂高潮，並體驗十個不同階段的感受。本節先談男子感受。女子感受詳見「十已」說明。

當女子第一次達到高潮，而男子仍未洩精，就會感覺耳聰目明。

第二次男子不洩，會使聲音變得宏亮起來。

第三次會感覺皮膚光澤，氣色亮麗。

第四次會覺得胸、背、脊椎等骨架變得強壯。

第五次會感覺屁股、大腿、結實有力。

第六次會感覺陰莖氣血非常暢通，尿尿可以噴很遠。

第七次會感覺陰莖變得更加堅硬強大，歷久不衰。

第八次會感覺肌肉、紋理都變得光滑而有彈性。

第九次會感覺精、氣、神合一，威風八面。

第十次會感覺青春永駐，健康長壽的常態境界。這就是所謂十次性愛的實際體驗。

本節旨在說明，男子性交持久不洩，會產生身體更健康、更有活力的效果，通常達到第十回合的地步，做愛過程，最少要一小時以上，此指陰莖插入算起，一般人若無「房中術」的持久功夫，是很難做到。書上只講理論，實務上有許多秘訣及練功方法，必須由老師親自指導，口授心傳，才會練成。

二、十　節

【原文】

一曰虎步，二曰蟬附，三曰尺蠖，四曰麕舉，五曰蝗磔，六曰猿踞，七曰蟾蜍，八日兔

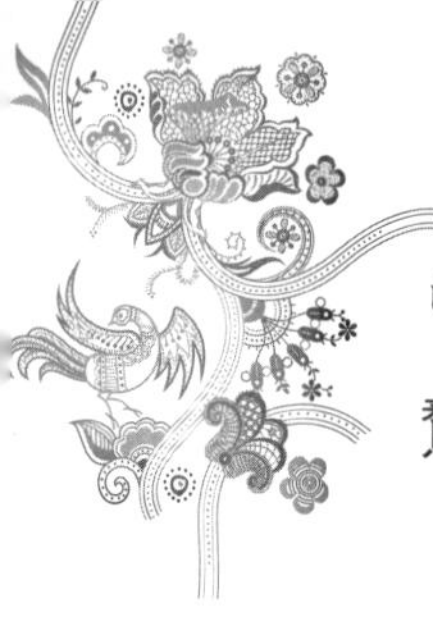

鷲，九曰蜻蛉，十曰魚曬。

通常演戲或遊戲，都是分戲碼或節奏，如果只是一種動作，重複的做，千篇一律就不會討喜，做愛就是藝術性很高的成人遊戲，不論富、貴、貧、賤，人生最大「樂」事之一，就是「洞房花燭夜」。

男女從初夜開始，逐漸摸索、學習，累積性經驗，都是從無到有，由少而多，古人並借鑒動物的姿勢，應用在性愛遊戲中，益發顯現多采多姿、高潮迭起的情節。

本文即敘述古人十種性交姿勢的動作。

第一節：即是模仿老虎遊走的姿勢

動作為：女子向前跪下，手扶床上，屁股抬高，狀似虎姿，男子跪其後，抱女屁股，插入陰莖，進行抽送。這種性姿勢與街上常看到的「狗交尾」差不多，屬於後向位，雙手可自由摸乳房、捏屁股，是一種對女子陰道後方比較刺激的性遊戲。

第二節：是模仿兩蟬相疊的姿勢

即女子趴在下面，男子伏其上，陰莖插入後，由於角度關係，比較刺激到女陰前部，男子適於左右搖動，若前後抽送，很容易滑出，如果要避免，可採用側臥方式，仍是男在女後，女子一腿跨在男腿上，陰莖即可深入進出，手腳也可自由活動。

第三節：是模仿尺蠖爬行的姿勢

其法為，女子仰臥，男伏其上，女子兩腳交叉在男背上，雙手抱著男頸，屁股配合互相搖動。

第四節：是模仿麋鹿用角攻擊的姿勢

此法為，女子仰臥，男伏其上，女兩腳放男肩上，陰莖插入，抽送會很深入，有很強的刺激感。

第五節：是模仿蝗蟲展開翅膀的姿勢

此法為，女子仰臥，雙腳向上舉高，男跪向女子，陰莖插入，自由抽送。

第六節：是模仿猿猴蹲坐的姿勢

其法為，女子前蹲，男蹲女後，陰莖插入，雙手扶肩或摸乳，上下齊動，別有一番滋味。

第七節：是模仿蟾蜍的姿勢

此法為，女子仰臥，雙腿彎曲，舉至乳前，男子跪姿，雙手據床向前，肩靠女足，陰莖前後抽送，姿勢像青蛙躍動。

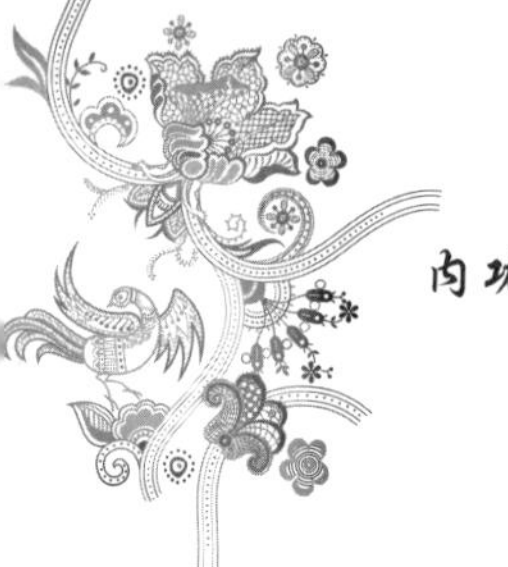

第八節：是模仿兔子奔跑姿勢

其法為，男子仰臥，雙腿伸直，女子正面跨上，雙腿跪兩側，頭前伏，女陰套入陰莖，兩手據床，前後套插，好像兔子在跑，這種由女子主控方式，快慢由己，既刺激又有騎馬打仗感覺，是蠻好的遊戲。

第九節：是模仿蜻蜓點水姿勢

作法為，女子仰臥床邊，男舉女雙腳大開，陰莖插入，上面手腳搖動，下面屁股前後扭動，很像蜻蜓點水動作。

第十節：是模仿魚吃釣餌的姿勢

其法為，男子正面仰臥，女子蹲在男股之間，套上陰莖，淺插點擊，似魚啄餌，深淺由女，會有很大快感，主動性極強。

三、十　修

【原文】

一曰上之，二曰下之，三曰左之，四曰右之，五曰疾之，六曰徐之，七曰希之，八曰數之，九曰淺之，十曰深之。

十修是指在做愛過程中，經常用到的十種交合方式，是男女必須修練的性技巧，說起來大家都懂，但實際運用要靠平時多學多練，把單純的性愛表現的多采多姿，美不勝收。

第一個動作是「上」

也就是陰莖針對陰道口或陰蒂部位，由上而下做摩擦動作。

第二個動作是「下」

乃是刺激靠近肛門部位，後向位多是刺激下部。

第三個動作是「左」

即刺激陰道內靠左邊穹窿，最好用側向位，男女兩腿交叉方式，才能刺激到。

第四個動作是「右」

仍是男在女後的側向位，看要左側右側都可，或者交互運用，左右開弓，男子可很輕鬆的操弄。

第五個動作是「疾」

也就是連續快插，以加強刺激。

第六個動作是「徐」

即是慢慢的抽送，一副悠閑自在的樣子。

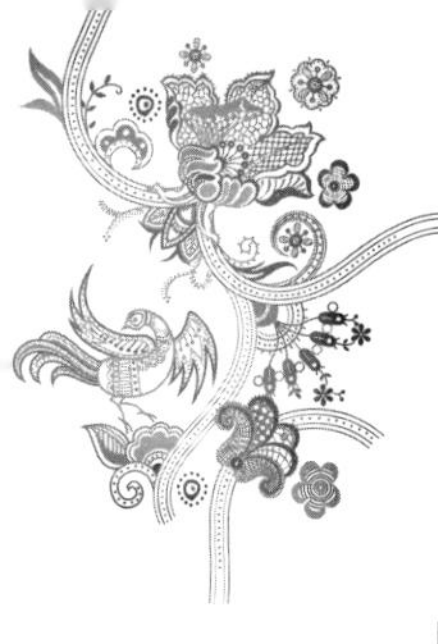

第七個動作是「希」

即是插一下，停頓一會兒再插，也是少的意思。

第八個動作是「數」

就是多的意思，如心裡默數30下或50下，再變換其他方式插送。

第九個動作是「淺」

即淺刺，用陰莖龜頭部位插入即可，有吊胃口的感覺。

第十個動作是「深」

即陰莖全部插入，一竿到底深入花心，此法與上式，經常配合使用，如「九淺一深法」，是很有名的性技巧之一。

以上十種動作，像深、淺、數、希，可結合起來一起運作，上、下、快、慢也可參雜互用，總之，性交技巧千變萬化，運用之妙，存乎一心。

四、八　動

【原文】

一曰接手，二曰伸肘，三曰直踵，四曰側勾，五曰上勾，六曰交股，七曰平踊，八曰振動。夫接手者，欲腹之傅也；伸肘者，欲上之摩且距也；直踵者，深不及也；側勾者，旁欲摩也；上勾者，欲下摩也；交股者，刺太過也；平踊者，欲淺也；振動者，欲入久持之也。

本節內容主要是觀察女子八種性反應所顯示的肢體語言。

第一種動作叫「接手」

所表現出來的方式，就是當女子在床上雙手抱緊男子時，下意識的慾念是希望腹部貼緊，陰部摩擦，表示性慾高漲，需要男子快點抽送。

第二種動作叫「伸肘」

平常女子都保持手肘彎曲，當女子做愛時，突然臂肘挺直緊繃，表示陰道上方很癢，希望陰莖加大力度刺激，此時陰莖應由上而下反覆衝刺，或採取前述十節中第二式「蟬附」，左右搖動，可以舒解此問題。

第三種動作叫「直踵」

是指女子在做愛時，突然兩腳直伸，腳後跟特別用力相挺，表示陰莖插的太淺，搔不到癢處，這時可參考「十節」中第二式，或儘量深入插送。

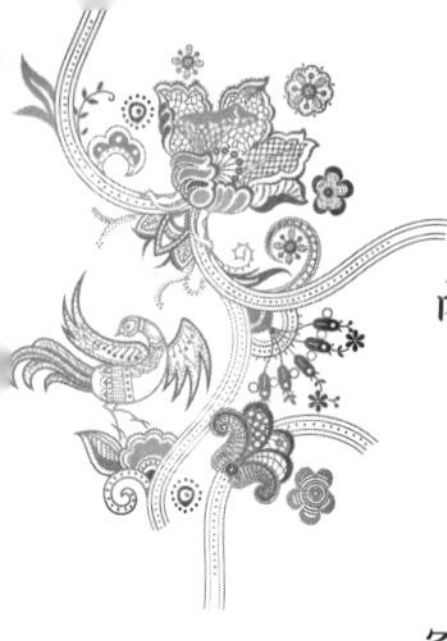

第四種動作叫「側勾」

當女子舉腳從側面勾男子，表示陰道兩側穹窿很癢，需要加強摩擦，此時應採取側向位，男在女後，兩腳交叉，陰莖抽送可深可淺，插到爽為止。

第五種動作叫「上勾」

當女子舉腳向上勾人，可能係陰道較長，或男子陰莖較短，刺激不到花心，此時應將女腳放在男肩上，抬高女子陰部，陰莖就可深入到底，讓女子心花怒放。

上勾與直踵要求的深入有差，上勾希望深入到底，觸及花心，直踵不必如此。

第六種動作「交股」

當女子兩腿交叉在男子腰上，表示女子陰道較短或刺激太過，會有不舒服感覺，此時男子應採取「九淺一深」方式，或用男女對座，女跨男上，陰莖較無法深入，男女相抱三貼，嘴巴可吻，胸部貼奶，下面又可抽送，是一個不錯的選擇。

第七種動作叫「平踊」

當女子仰臥做愛，卻出現屁股一上一下躍動時，表示快要達到高潮，男子應將陰莖插到底頂住花心，輕微搖動，以等待高潮來臨。

第八種動作叫「振動」

當女子陰道開始收縮，屁股上下快速振動，連帶手、腳、全身，持續彈跳，表示達到真正的高潮了。就像開水煮沸，水泡滾動，此時享受到的快感有如「美的冒泡」，這種美好感覺，得之不易，希望能夠永遠保持下去，所謂高潮迭起，就是一波波的爽到心坎裡。

五、五　音

【原文】

瘛息者，內急也；喘息者，至美也；滲潑者，玉策入而癢乃始也；吙者，鹽甘甚也；嚙者，身振動欲入之久也。

五音，是性愛過程從開始到結束，分為五個階段，由女子所發出的呻吟聲，也就是俗謂「叫床」，這種因性愛逐漸升溫，發自女子內心的吶喊，不僅使性愛情境增添美好感覺，男子也因美聲的刺激，會更加賣力的演出。

女人不要怕吵到他人而壓抑，不敢出聲，這樣對身體不好，男人也不喜歡跟啞吧做愛，一點

情趣也沒有，男女雙方儘量憑著感覺走，互動互愛，享受人生最美好「愛的呢喃」，當您身歷其境，身歷其聲，一定要仔細聆聽，也應相互呼應。

「五音」是五種不同聲音，有高有低像音樂般悠揚有韻，聽了會令人陶醉，簡直是天籟。

第一種聲音：瘛（ㄔㄟ）息者，內急也

是呼吸急促，有聲無音。當女子陰道感受強烈刺激，由衷發出呃、呃的急迫聲，是性愛初步的歡愉聲，表示內心渴望陰莖儘快抽送。

第二種聲音：喘息者，至美也

是張口喘大氣的聲音，像是吸氣無聲，吐氣有聲的樣子，表示女子逐漸興奮，浸淫在歡樂的性愛情境，感覺無限美好。

第三種聲音：滲潫者，玉策入而癢乃始也

是陰莖插入抽送，女子感到又酥又癢，發出唉或喲的快感叫聲。「滲潫」兩個字邊旁都是三點水，表示淫水滲出最多的時候，陰莖抽送還會出現水的撞擊聲，也是最興奮的時刻，所以會發出高亢的叫聲，看過A片或經驗豐富的男子，應能體會那種激情的叫床聲。

第四種聲音：吙者，鹽甘甚也

「吙」（ㄒㄩㄝ），表示口中冒火，嘴巴幾乎發不出聲，有點乾號（ㄏㄠˊ）的感覺，這種現象說明女子興奮太久，淫水被摩擦生熱所蒸發逐漸減少，陰道快感愈來愈多，有點招架不住，張口想叫卻發不出聲，表示快到高潮臨界點。

第五種聲音：嚙者，身振動欲入之久也

嚙（ㄋㄧㄝˋ），是指咬牙切齒，或用牙齒啃骨頭的意思，說明當性高潮來時，女子已經不會叫了，只好用咬的方式（有輕有重），表示對男子高度肯定，有的會咬男子舌頭、嘴唇，甚至耳朵、肩膀，極少數會被咬得遍體鱗傷。

女人性高潮的另一現象，就是全身上下「震動」，就像開水煮沸，水泡滾動不已，這種高潮是一波一波持續很久，希望陰莖能待在陰道裡久一點，以便享受這美好情境，那種感覺，勝過女子手淫、或與同性戀的快感，不止超過百倍，許多婦女結婚多年，卻不一定真正享受到這種極樂高潮。

六、十　已

【原文】

昏者，男之精將；早者，女之精積。男精以

養女精，前脈皆動，皮膚血氣皆作，故能發閉通塞，中府受輸而盈。

十已之徵：一已而清涼出，再已而糗如燔骨，三已而臊，四已而膏，五已而薌，六已而滑，七已而遲，八已而脂，九已而膠，十已而瀛，瀛已復滑，清涼復出，是謂大卒。

大卒之徵，鼻汗唇白，手足皆作；尻不傅席，起而去，成死為薄。當此之時，中極氣張，精神入臟，乃生神明。

「已」字的意義很多，表示過去、停止、不久、再來的意思。十已的解釋應該是一而再、再而三，不斷的做下去，直到第十次為止。

男女性交有如作戰，男人應當攻城掠地，過關斬將，最後幹得女人丟盔卸甲，伏地稱臣為止。不要像有些男人一上陣，兩、三下就清潔溜溜，敗下陣來，或是插弄幾分鐘，女人屁股還沒熱，就軟弱無力，永垂不朽。

難怪女人常譏笑男人只剩一張嘴，反省之餘，男兒當自強，所謂「君子報仇，三年不晚」，找個名（明）師，勤練房中之術，胯下之劍，他日功成雄風再現，所向披靡，讓女人求饒，永享「性」福美滿人生。閒話少說，書歸正傳，以下進入主題。

黃昏之後夜晚時刻，男人的精氣比較旺盛，就有體力做愛做的事。早晨，因為女人睡了一夜，精神也調養的容光煥發，因此，早上或晚上都適合做愛，使陰陽調和。

古人說「食色性也」，吃飯可以維持人的「體力」，大家都知道，但做愛可以增加人的「活力」，許多人都不是很清楚，如果有心血管病症的人，看診時醫師常會告知：「如果可能，儘量適度性愛」，因為可以增加心臟收縮，血管暢通，有助病情好轉，一般人性交後身體輕盈，全身舒暢，就是明證，不但青春有活力，還能延年益壽，任何食品、藥品都比不上性愛的滋補，故長壽秘訣其中就有以人補人，陰陽調和的論述。

因為做愛時，精氣都集中在陰部，當陰莖插入陰道中，就像插頭插入插座，產生電流會逐漸發熱，經過神經傳導，氣血會透過抽送過程，流注於全身經脈，如有堵塞的部份，可以打通，並使五臟六腑獲得滋補，減少疾病發生，增強身體免疫力。

性交過程，可分為十個段落，也可說交戰十個回合，男子不洩，女子作愛一次，算一個回合，每一個回合都有不同的特徵。

第一回合特徵：清涼

是女子高潮時所噴出的精液，會使陰莖體驗到清涼舒爽的感覺。

第二回合特徵：糗如燔骨

持續交媾，女子再洩時，男子會聞到陰道分泌出類似燒骨頭所產生的味道。

第三回合特徵：臊

會聞到女子陰道分泌出類似汗臭腥臊，有點像狐臭或尿騷的味道。

第四回合特徵：膏

男子會感覺陰道分泌出像油膏狀的黏稠液體。

第五回合特徵：薌

男子可聞到陰道分泌出像剛燒好飯的米香味道。

第六回合特徵：滑

女子陰道又流出很多潤滑的液體。

第七回合特徵：遲

陰道好像顯得乾燥，流不出水，陰莖插送出

現遲滯現象。

第八回合特徵：脂

陰道會出現像脂肪的分泌物。

第九回合特徵：膠

陰道會出現像膠水一樣的黏稠液體。

第十回合特徵：滊

有點像火山爆發，由子宮頸口噴出岩漿，又像水煮沸再冷卻，形成蒸餾水的精液，陰莖再度感覺涼爽舒服，通體暢快，由此顯示出，性交過程自始至終的輪迴已告結束，可以好好休息了。

長時間的性交，女子丟了十次，男子仍未洩精，表示男方大獲全勝，女子戰敗求饒，鏖戰結束後的特徵，可看到女子鼻頭冒汗，嘴唇發白，手腳都在抖動，屁股也上下彈跳，幾乎無法停止，好像乩童被神明附身，全身顫抖不已，無法控制，顯示達到了最頂極的高潮。

在這個時候，男子陰莖要盡快抽出，否則等到陰莖萎縮再出來，就前功盡棄，有所損害，房中術秘笈有「只可生還，不可死返」的箴言，就是這個緣故。

當女子爽到不行的時候，男子陰部位於中極

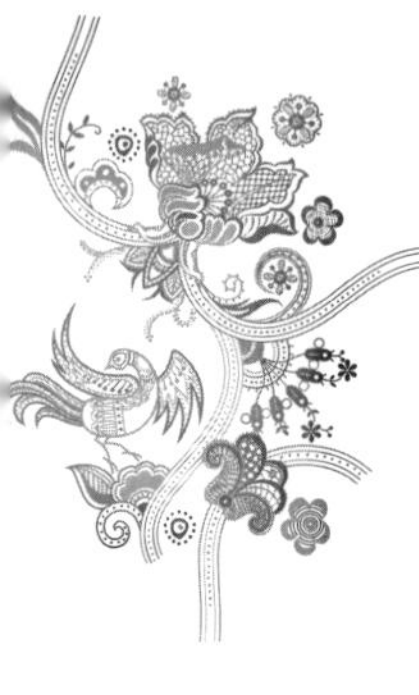

穴部位，會顯得中氣十足，陰莖出現金槍不倒現象，這時應將元氣導引至內臟，會使精神更加旺盛，秘訣有云「順則生人，逆則成仙」，僅供讀者參考。

筆者若干年前第一次體驗到「十已」，約花了一個多小時，覺得怎麼會有這麼多不同現象，那時還沒看到「十已」原文，經過數年後，看見原文時大吃一驚，原來古人早已將實務經驗，化為理論，解析的如此細緻透徹，並傳諸後世，王侯得之，死時都要陪葬，可見本文（書）之珍貴價值。

曾告友人參考，卻被其認為怎麼可能達到那種境界，自稱行房只有七、八分鐘，最多十幾分鐘，可見台灣人性知識之不足，性能力也有待加強。

俗語說：「舜何人也，禹何人也，有為者亦若是。」任何一門學問，任何一種技術，都有其登峰造極之處，所謂「聞道有先後，術業有專攻」，只要找對名（明）師，加上自己勤練，每一個人都有成功機會，不必妄自菲薄。

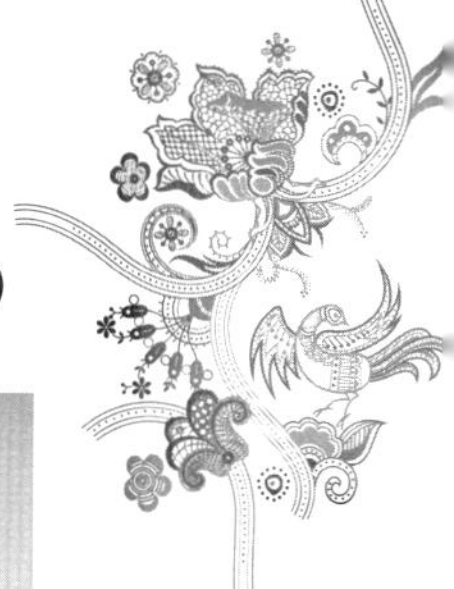

第四篇　內　功（硬氣功）

一、簡　介

筆者出生於台北101旁的眷村，從小喜好運動，十六歲即投筆從戎，原欲進入海軍陸戰隊，結果陰錯陽差分發到海軍士校電信科，內心非常不滿，遂向學長打聽，海軍哪個單位最厲害，受訓最艱苦，結果獲知是「蛙人部隊」，每年都有對全海軍招考，於是在次年報名參加「爆破班」（十四期），受訓約300人，畢業時只有28人，筆者有幸成為「海軍水中爆破隊」的一員，時年十七歲，為當期最小的一位。

服役期間，經常與系出同門的美國「海豹隊」演習，2011年成功「獵殺賓拉登」，使美國「海豹隊」大出風頭，昔日同袍聚會時聊起來，也都與有榮焉。

1970年代，在偶然機會下，認識了「國寶

級」武術大師鍾復生師父，跟他學習鷹爪拳。鍾師父民國元年生，早年服務軍旅，抗戰時曾被日軍俘虜，後徒手用點穴手法制住五、六個日本兵，順利逃脫。來台退伍後，曾任國術總會常務理事，鷹爪拳主任委員，中央警官學校武術教練，教授擒拿及國術，與摔跤大王常東昇、柔道九段黃滄浪齊名，老一輩武術家都知道，其深藏不露的功夫。

鍾師父曾赴日本表演「斧頭劈身」，不僅無傷，還將斧頭震飛。三、四十年前大陸有海燈大師，巡迴各地表演「一指禪」功夫，有人在公園曾問鍾師父感想，鍾師父當場表演其「一指神功」，將一棵大樹戳了一個洞，令在場的人驚嘆不已。

曾有一位青壯年武術名師談清雲（太極拳比賽曾獲冠軍），聽說鍾師父功夫了得，特地找機會討教，請鍾師父接他一拳，鍾師父說來啊，結果一拳打下去（小腹）如打在鐵板上，不但痛得受不了，手還被吸住，拔不下來，嚇得立刻求饒，後來重金拜師，學此「硬氣功」，這是「氣功之友會」傅理事長親口證實的事。

筆者曾好奇的請問鍾師父，其老師何許人

也？他說你師祖乃清朝武狀元出身，後擔任皇宮禁衛軍總教頭，專門訓練大內高手，辛亥革命成功後，即被遣散，流落民間，鍾師之父因家大業大，於民初時期，軍閥割據社會動亂，在某種機緣下，請到師祖來看家護院，並傳授子弟功夫，筆者聽了，原來如此。

想到鍾師父在中央警官學校傳授功夫，蔣經國視察時發現這些學生練得不錯，當總統後即成立警官隊，負責近身內衛，基本上與大內高手一樣，說來鍾師父與師祖教授武功的生涯雷同，都曾身處保衛最高當局機構，作育英才，難怪過去鍾師父有喜慶宴客時，常有師兄弟赴宴都來匆匆、去匆匆，還說跟著蔣經國總統行程很緊湊請鍾師父原諒。

鷹爪門是一個有千年歷史的門派，成立於宋朝，祖師爺是民族英雄岳飛，實際創始者應該是他的師父周桐。岳飛訓練士卒應該有教鷹爪拳功夫，否則以邊疆遊牧民族，人高馬大，沒有武術底子，怎麼能夠克敵致勝，令敵聞風喪膽。

岳家軍之聲譽，不是浪得虛名，完全是打出來的，其根本原因，即是有紮實的「武術」訓練，戰技超過其他部隊。當然，領導者之戰略、

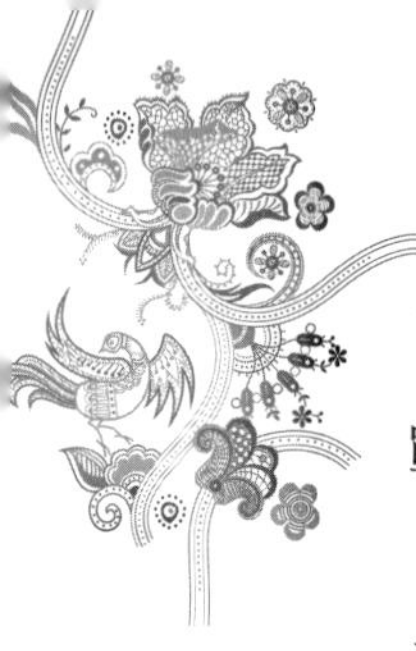

戰術，也是勝利之主要因素。

鷹爪門的武術，有五路鷹爪拳，即五套拳法，筆者在練了二、三年後，鍾師父才說要不要學更高級的功夫，我說好啊，正是求之不得，就如俗謂「師父看徒弟要三年」，接著有師兄教我如何寫拜師帖，備紅包禮金，安排時間，拜師那天，完全遵照古禮三跪九叩，師父、師母坐兩旁，中間掛有岳飛古代畫像，下午拜師完畢後，晚上至餐廳宴客，請同門師兄，及師父好友等人，並宣告收了新徒弟，算是蠻慎重其事的一種拜師禮節。

鍾師父收徒弟很少，許多人找關係說項或捧著現金拜託，只要看不對眼，不收就是不收。以前在公園練功時，曾多次碰到師父下令暫停，因他發現有人（欲拜師而被拒絕者）躲在樹後偷看我們練功。

原來鍾師父很看重我們這套自古傳下的武功——「硬氣功」，不可以傳給品性不好的人，否則為非作歹就不妙了，所以寧缺勿濫，他也宣告滿七十歲，即不再收徒弟，要學只能跟他的徒弟學，也請我們注意，傳授此功法要慎重。

鷹爪門的武功，除了拳術以外，就屬「硬氣

功」最特殊，一般氣功都要「閉口」運氣，我們這種「硬氣功」，開口講話不必運氣，即可隨時抗打擊，與眾不同。

師父常說：要好好練啊，不要小看它，這就是金鐘罩、鐵布衫的功夫啊。

此外，本門尚有「擒拿」、「點穴」「分筋」、「挫骨」的功夫。警校學生練擒拿的很多，「點穴」因要認清身體數百個穴位，還要算血液流轉的時辰（子、丑、寅、卯……等十二時辰），再加上手指的力道，要有相當的內功，才能將氣運在手指上，不是一般人能夠短期練成。

至於「分筋」、「挫骨」都是攻擊性的毒辣手法，也要有較高程度的內功、外功修練，平常鍾師父也不太願意教。只說：「硬氣功」練好，身體健康，自保有餘，你不必打人，別人打你，他會手痛。說的也是，都什麼時代了，還講那些打打殺殺的事，身體健康長壽比較重要。

二、內　容

「氣功」種類有千百種，但是能將「氣」充斥在身體內外，使身體變得很硬朗，這種氣功

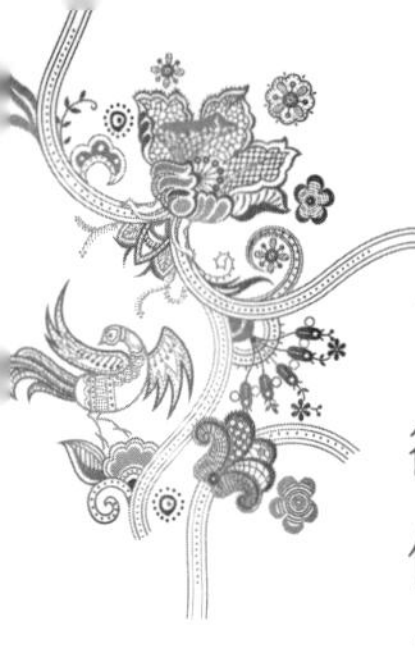

卻很少，會的師父也不輕易傳授，想學要靠緣份，許多人想學卻找不到門路，主要其功效顯而易見，物超所值，對於重視健康的人來說，學有「一技之長」，它可以讓您保平安，並享受快樂的人生，勝過那些家財萬貫，卻臥病在床的人，有錢又有何用？

奉勸大家「無病當思有病時」，試想一部汽車若開了三、四十年，誰能保證它不給您出狀況？人若到了中年、老年，誰能保證您是銅筋鐵骨，比汽車還厲害？汽車都需要保養、小修、大修，何況是人。

「生、老、病、死」是人的宿命，一般人渾渾噩噩，過一天算一天，聰明的人，未雨綢繆，不想早死，就不能生病，若想不生病，就應預防身體老化，防止老化就需要多運動，以便保持身體健康。

但是中年以後，許多運動都是「事倍功半」，只有「氣功」，是「事半功倍」。為什麼？因為氣功可以改變人體結構，甚至活化細胞。

我們常見許多人打坐，都可以「雙盤」，初學者雙腿很硬，就只能「單盤」，經過一段時間，雙腿會自然軟化，就可以輕鬆「雙盤」而坐，所謂「量變」久了就會產生「質變」，這即是例證之一。

有些氣功，可以排除「老化」細胞，產出「新生」細胞，使人長生不老。即使百歲，仍然精力旺盛，可以生育子女，詳見《黃帝內經》一文213頁。如果繼續修練，身體結構組織，可以變成透明化，甚至得道成仙，羽化飛升而去。現在西藏尚有少數寺廟保存得道喇嘛變成「小人佛」的事證，佛體僅有一、二尺大小，身體結構完全按比例縮小的真人實體。天下之大，無奇不有，市面上有一本奇書《世外異人》（2012年1月博大出版），敘述一位大陸人與500歲的特異功能人士的往來事跡，二人都還健在，說不定那一天會到台灣現身說法，我們且拭目以待。

俗語說：「為大於細，千里之行，始於足下。」那些具有特異功能人士，除了少數天賦異稟，大多數都是從練「氣功」開始。

有人說：手腳四肢活動叫做「運動」，配合呼吸，就是練「氣功」，這話不夠精確，如果呼吸是用肺部，只能算是有氧運動，如果是用腹部「丹田」呼吸，才可算是練「氣功」。

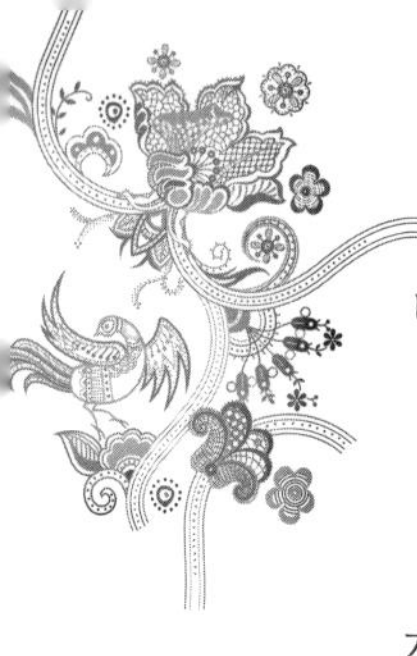

所以古人常講「吐納、導引」，基本上是以「丹田」為中心，吐故納新，將陳舊的廢氣吐出來，再吸收新鮮的氧氣，可以將其導引至全身各部位，遂有各種形式練「氣」功法。

古人說：「人」生下來不用學即會的事，除了吃以外，就是「呼吸」，這是先天具有的本事。據專家統計：人不吃飯僅喝水，最長可活30天，不吃不喝可活3天，不呼吸，只能活3分鐘，可見呼吸的重要。

據報載2011年曾有一位印度老人，公開表演其「入土」廿多天，再挖出來，仍活動如常，這就不是一般人的呼吸，而是中國古書所載「至人以踵息，真人以毛息」，也就是以腳底或皮膚毛髮呼吸，這種高級氣功，除了有練功秘訣，還需要長時間鍛鍊，才能達到那種境界。

至於不喝水，只要練氣功到某一階段，或某一功法，自然會產生口水，這沒有什麼稀奇。

至於「硬氣功」，基本上有兩種說法：

一是「狹義」上講，是指金鐘罩、鐵布衫之類，能夠使身體上下堅硬如鐵，可抗打擊，或刀槍不入。

另外一種「廣義」的說法，是指將「氣」穿

皮透肉，進入五臟六腑，有病治病，無病可以強化內臟器官，使人身體變得很硬朗，不會生病。

筆者所教的「硬氣功」，以上兩者皆有，詳細內容，後面會有介紹。

三、功　法

（一）六極功法

首先介紹「六極功法」，所謂「六極」，醫書《千金要方》，指出是指①氣極、②血極、③筋極、④骨極、⑤髓極、⑥精極。這是古人將身體易患之病症，予以分門別類，以便整治。

「十問」之第八問，即有談到「血氣宜行而不行，此謂窾殃，六極之宗也」。說明了正常的「人」血氣循環應該是通暢無阻，若是血液滯礙難行，表示血管有堵塞，這種毛病是「六極」病裡最常見的症狀。現在，台灣患有「心臟血管堵塞」，或「腦血管堵塞」的病患，仍在「十大致死病症」之列，患者仍逐年增加，西醫除了吃藥控制，就是開刀，只能治標，無法治本，不知練

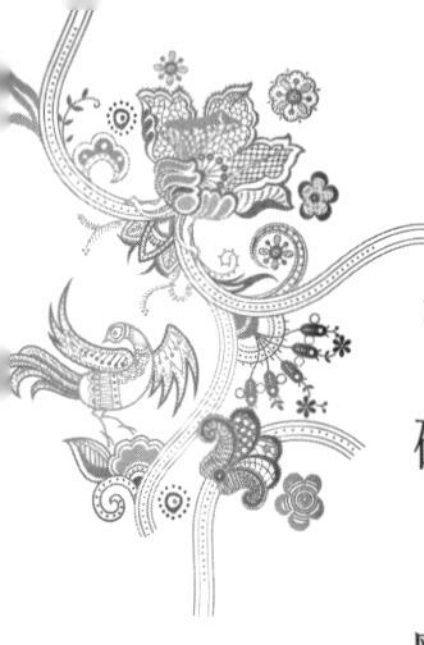

硬氣功可以從根本改善，一勞永逸。

誠如「十問」第九問所言：「夫食氣潛入而默移，夜半六腑皆發精氣，致之六極，六極堅精，是以內實外平，痤瘻弗處，癰噎不生，此道之至也」。證之本人為糖尿病家族患者，練功後血液（壓）通暢正常，身體健康良好，皆拜「硬氣功」所賜，希望讀者親自體驗，即知功效非凡。

第一單元　氣極功法

1.龜息法（站功）

龜息法是「硬氣功」的基本功法，也是極為特殊的一種練氣法。「十問」中的最後一問，養生專家王期曾說：「龜息以晨，氣形乃剛。」

據《淮南子》氾論訓所載：「水生龜蜄，山生金石，人弗怪也。」淮南子是漢朝劉邦子孫，為分封諸侯之一，號稱淮南王，喜好修道練仙，著有專書。

他把龜蜄看得比黃金還貴重，原本百思不得其解，後查閱古書，方知「龜蜄」，乃是難得一見的水中生物——特殊貝類，能夠生出「夜明珠」的奇特蚌蛤，難怪古人看見它時，有如在山上發現黃金礦石一樣，會驚訝的張口撟舌「奇怪不已」。文中「弗怪」，不是「不」怪，而是「太」奇怪了，古書形容的很貼切，吃驚的「張口撟舌」，表示難得一遇，令人驚訝的意思。

日本及大陸都有人工養殖「珍珠」產業，「珍珠」愈大愈值錢，一般市面上的珍珠大約十厘米，因為「珠貝」成長很慢，一年才長一點點，如果要長成「夜明珠」的規格，小的像「彈珠」，中的像「乒乓球」，大的像「雞蛋」，最少要幾百年或千年以上才有可能，這也是「夜明珠」極其珍貴的原因。

古書上曾記載秦始皇陵寢，有配置「夜明珠」，小的模擬「月亮」，大的模擬「太陽」。

記得早年在「蛙人部隊」受訓的時候，在左營過完「地獄週」後，就去屏東、台東山區進行「荒島求生」等項目，過關後，已淘汰了大部份學員，最後就在「東沙島」做潛水及爆破訓練，曾待在東沙島約一個月，期間遇過一次大退潮，水退數公里，我們利用休息空檔，至海邊撿拾各種貝殼，其中有龍宮貝、九角貝……等許多不知

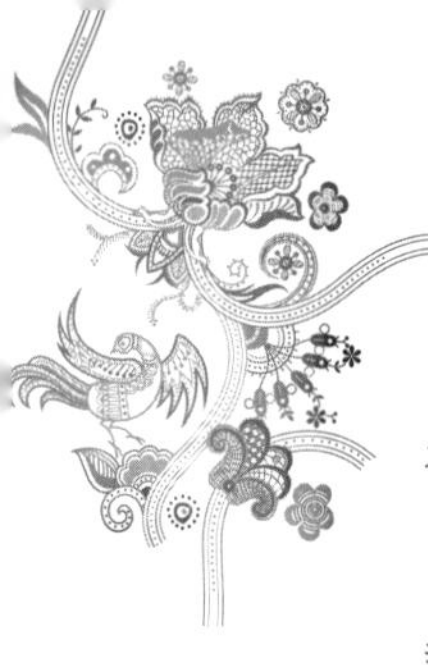

名的貝殼及石花、海樹，甚至珊瑚。

其中有一次，大夥乘快艇至海上展開潛水訓練，我看到水底有一個很大的蚌蛤，正張開外殼，見到我想合起來，因為海水壓力緣故，沒有辦法很快關閉，我即掌握時機，拔出綁在腿上的水手刀，將其韌帶割斷，再浮出水面，呼叫同袍幫忙，結果以四人之力，才將其搬上快艇，載回基地，結果發現韌帶（即干貝）有手臂這麼粗，貝殼長約二米二，寬約一米半，將肉挖出來，吃不完，還曬乾，慢慢吃，空殼用石塊架起，當做浴缸，比一般家用浴缸還大，可見這個蚌蛤的年紀，少說也五百年以上。好像未看到什麼珍珠之類的東西，因交給廚房人員處理，也不得而知，此事同期受訓人員均可證實，讀者如有機會去東沙觀光，可至大禮堂旁找找看「大貝殼」浴缸，應該還在，百年內不至於毀壞。

至於「十問」中王期所言：「𪓰息以晨，氣形乃剛。」應該是在早晨退潮的時候，水落「蚌」出，晚上漲潮，就看不到了。「𪓰蜄」應該也是一種「大蚌」，就像「海龜」一樣，壽命都很長，主要原因，應該都和「呼吸」有關，「氣功」的源頭，最早都是「法天則地」而來，向大自然學習，向長壽動物學習，「龜息法」即是研究烏龜呼吸，「若有似無」的一種功法。

同樣的「蠪息法」，即是模仿「蠪蜄」呼吸的一種功法，如果看不到「蠪蜄」，可以到養殖「珍珠貝」的場所觀察，應該大同小異。

我曾在彰化縣・線西鄉的海邊看過漁民養殖的貝類，有一種長條形的蚌蛤（不知其名），大部份外銷日本，台灣市面上很少見到。

它的呼吸，就是張大嘴巴吸氣，也用嘴巴吐氣，與「蠪息法」相似，雖然蚌蛤大小不同，但是呼吸方式應該是差不多。我想本門派的先祖，一定像王期一樣，見過蠪蜄在早晨呼吸的樣子，才會衍生這種功法。

我們常見節慶日子，有民俗文化活動，偶有美女打扮成「蚌蛤精」一開一合的舞動著，表示自古以來看過大蚌蛤的人很多，或許有的大蚌蛤修煉千年已成精，留下一些傳奇故事，否則不會流傳這麼久。

至於「氣形乃剛」，是因為此功法係「直接」氣入丹田，與一般練氣法，是用「冥想」或「導引」方式，根本上有很大不同。

據筆者一位陳老師（組織學專家，有專門著

作）的說法，空氣中有一種「靈子腺」，如果瞇著眼睛可以看到周邊有反光、銀色的腺體，像蟲一樣的在跳動，這種東西在空曠的山邊、水域或有花草樹木的地方較多，室內及污濁之處較少，多吸收「靈子腺」會增加身體元氣，這種東西比「芬多精」還寶貴，為什麼修煉人士，都會找磁場強的地方練功，就是這個道理，只是「知其然，而不知其所以然」罷了。

「龘息法」常練，就會吸取很多「靈子腺」貯存在丹田裡，形成精氣，滲入五臟六腑，使人的形體變得剛強、硬朗，這即是王期「氣形乃剛」的本義。

至於一般的氣功，都是用鼻子吸氣，只有龘

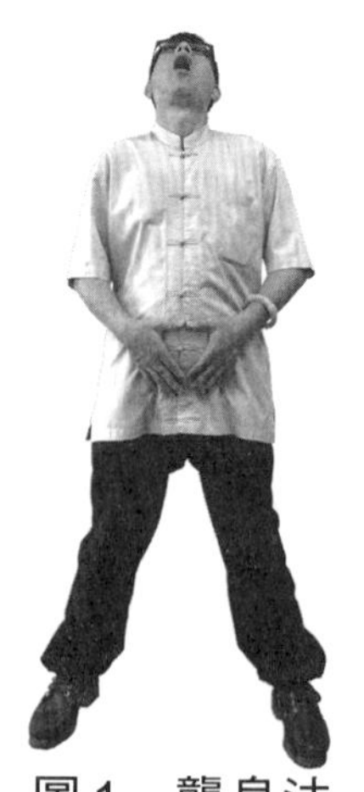

圖1　龘息法

息法是用嘴巴吸氣，嘴巴吐氣，非常特殊。練氣時俯仰弧度非常大，需要手、上半身、頭同時配合，為立式練氣法，初學者一時很難進入狀況，經過老師指點，才能逐漸掌握訣竅，所吸之氣經過「壓縮轉換」，直接存入丹田，週而復始，很快丹田即會發熱。（如圖1）

廿多年前曾教一位小姐練此功法，才一個多月，有一天驚慌失措的告訴筆者，昨天在練功時，小腹突然膨脹成「氣球」形狀，嚇得不知怎麼辦？敲也敲不下去，等了很久才恢復正常。

碰到這種情形，如果懂得「導引」，就很快可以打通「任督」二脈，可見此功法效果神速。

2. 環息法（站功）

「環息法」顧名思義，是指雙手環抱中間呈圓形的練氣功法，這種環抱式的練法，也有很多種，但是功效大不相同。記得在跟鍾師父練此功法前，曾跟一位劉老師練「道家」系統的環息法，手是立式的輕輕鬆鬆可練上30分鐘，但是鍾師父教我時卻不一樣，僅3分鐘就撐不下去了，可見此功法之難練程度。（如圖2）

但是我們這種「武術」系統的硬氣功練法，

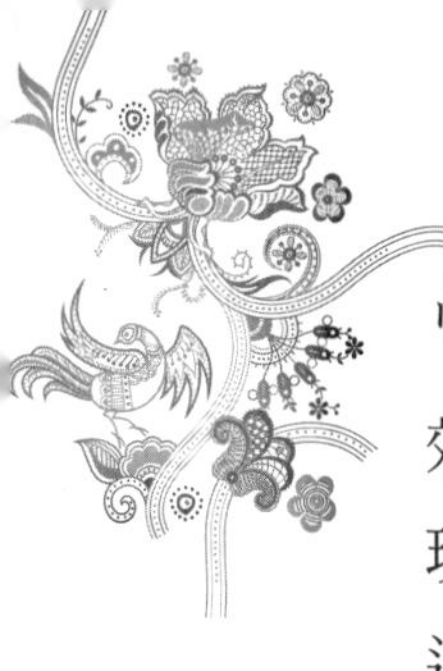

效果卻是顯而易見，練到一個階段，我突然發現，原來手指上汗毛，無中生有，愈來愈長了，遇到練武或練氣的同行朋友，我都會察看他們手指有沒有長汗毛，結果大多數都沒毛。可見我們這種功法，果然與眾不同。

讀者可能會問？手指有毛沒毛有什麼意義？各位如果仔細觀察年輕男子，手指大多有毛，中年以後，身體退化，大部份沒毛了，有一些身體虛弱的中、老年人，偶而會有手指「發麻」現象，這就需要小心了，表示末梢神經「氣血」不通，小心偶發性中風。

男人的手指、腳趾、陰莖，離心臟較遠，屬

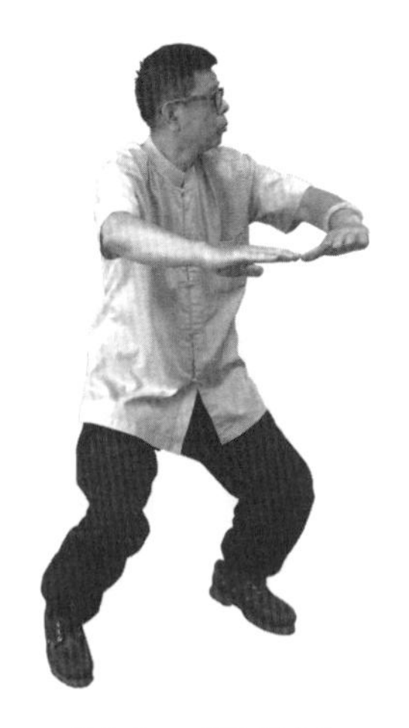

圖2　環息法

於邊陲地帶，「手麻」即表示氣血未通達，是一種警示作用，需要多練此功法來改善。

另據大陸氣功名師嚴新及台灣特異功能大師雲翰子，用「天眼」來看此功法，都說「有三層氣圈」，一般的環息法，僅有一層或二層氣圈，可見我們這套功法，就是跟別的門派不一樣，有其獨到之處，故我們這套功法又稱做「三環式練氣法」。

以筆者練此功法的經驗，練到某一階段，會轉化成「天地震動功」，即會發生全身上下由小震動而逐漸大震動，雙腳彈跳，有時幾乎控制不住，有點類似某些人「打坐」有上下彈起之現象，這主要是練功中「通氣的自然反應」，幾分鐘後即恢復正常，收功後會覺得氣血通暢，神清氣爽。

如果是在「公園」土地上練功的話，雙手掌心會發熱、冒汗，有吸「地氣」的功能，這也是一種「特色」，別的功法，恐怕沒有這種「採氣」作用，行家一伸手，便知有沒有，歡迎讀者來體驗。

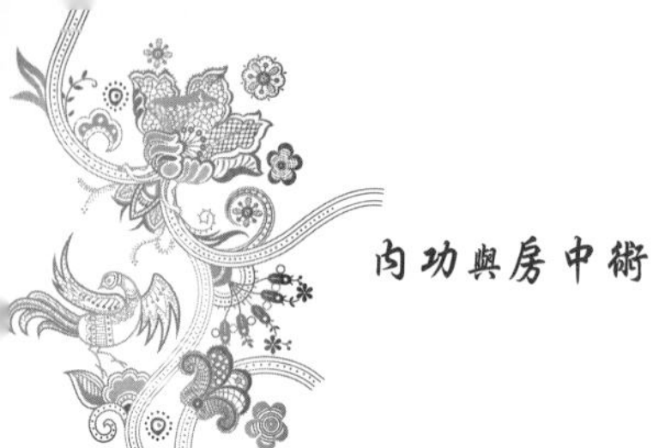

3.胎息法

顧名思義是指：如胎兒般用肚臍呼吸。嬰兒自出生後，剪斷臍帶，即開始用口鼻呼吸，透過胸肺在循環，如果要「反璞歸真」，回復到娘胎裡的「胎息」狀態，便需要重新學習。

我們教的這套「胎息法」，是「逆吸法」，吸氣時，肚臍收縮，呼氣時肚臍膨脹，與一般的呼吸法，可能不一樣，本法採用坐式、站式均可，不拘一格。常練精神旺盛，為長生不老基本功法之一。（如圖3）

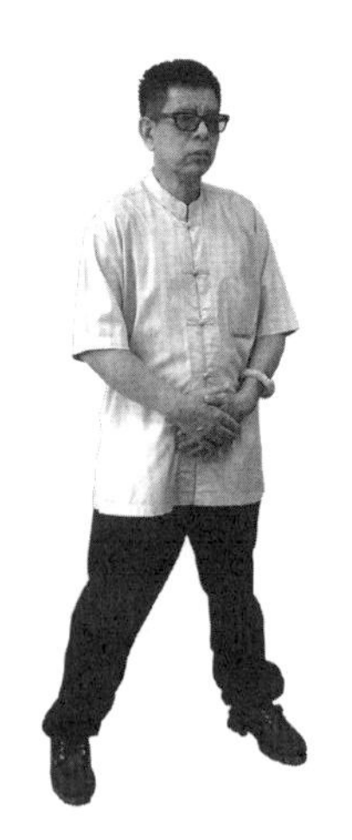

圖3　胎息法

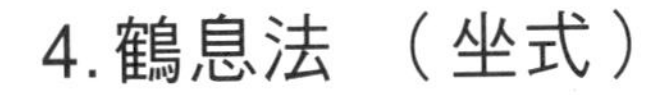

4.鶴息法（坐式）

成語中「松鶴長青」、「龜鶴延年」，對於「鶴」似乎蠻推崇，中國古畫也常見仙人圖旁即有仙鶴，表示鶴是飛禽類最高壽的一種，其原因主要即是「鶴」的「呼吸」與眾不同。（如圖4）

平常看見鶴的體態輕巧，常做一些優美動作，古書記載許多仙人不是乘龍升天，就是駕鶴而去（《史記》列仙傳、王子喬即是駕鶴飛去），可見鶴是「練氣」有成，才會通靈。

常練「鶴息法」，不但可輕身延年，還可改善人體慢性疾病，尤其對於神經衰弱，經常失

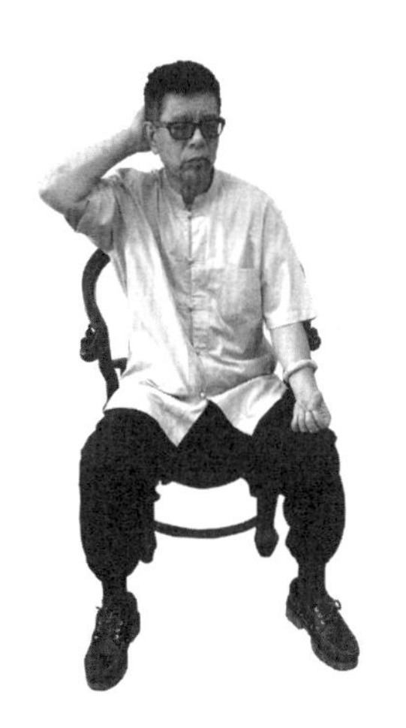

圖4　鶴息法

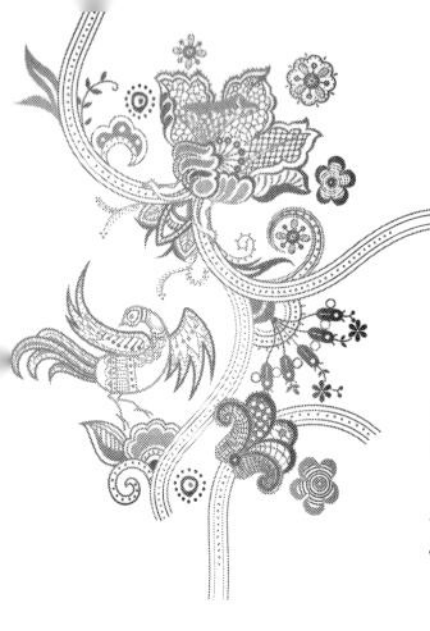

眠，記憶衰退，甚至老人痴呆，都有意想不到的功效。

據學過此功法者，回家教其子弟（小學生），原本功課很差，練了以後竟然名列前茅，聽課一遍就記住了，根本不用補習，由此可知其功效卓著，老少通用。

「鶴息法」主要對中樞神經，自律神經，有強化或修復作用，對於頭部（或腦部）缺氧，有很大功效，對精神壓力較大的現代人來說，練此功法，強身兼治病，一舉兩得，練到最高境界，就跟鶴一樣，是用羽毛（毛細孔）來呼吸，進入修煉神仙的階段。

以上四種練氣法，在鍛鍊的時候，經常會「放屁」或「嗝氣」，這是正常的好現象，一般人很少注意這個問題。

試想人喝水後，總是會尿尿，人吃飯後，每天也會大便，如果人一天（或數天）不尿尿或不大便，這是很嚴重的事。

我有一位住在台中的親戚就是無法排尿，拖了二年，就英年早逝。也有朋友因無法排便，而住院治療。但是大家不知有沒有想過，我們每天呼吸，喝飲料（包括水、酒、茶、咖啡之類），吃飯（腸胃消化）都會產生體內廢氣，偶而藉著「打嗝」或「放屁」排出，那種腥、酸、腐、臭的味道，可能大家都體驗過，中、老年人要特別注意，如果不藉著練「氣功」，將廢氣排出，就會出現危機。

我有一位姓曾的朋友、喜好喝酒、肚子很脹（身材不胖，沒有凸肚），即是廢氣發酵後的現象，勸其盡快練功排氣，卻不當一回事，結果中風，拖了幾年也英年早逝（未滿六十歲，都算早逝，訃聞用「得」年，超過六十歲用「享」年，一字之差，就有分野）。

另據報載有小孩在下水道的「人孔蓋」上放鞭炮，結果鐵蓋被炸飛，有人受傷，即是因下水道空氣不流通，久了變成沼氣，遇到火氣即會爆炸。也有大樓水塔，年久清洗時，工人一入即暈死，這都是空氣不流通，而產生的「毒」氣所致。

我們人體，許多器官都是封閉的空間，也都存在著空氣，如果沒有推陳出新，保持新鮮空氣在體內，久了就會產生病變，所謂「流水不腐，戶樞不蠹」，據醫學專家的論證，癌症的形成，快則10年，慢則30年，但是對其「成因」，卻

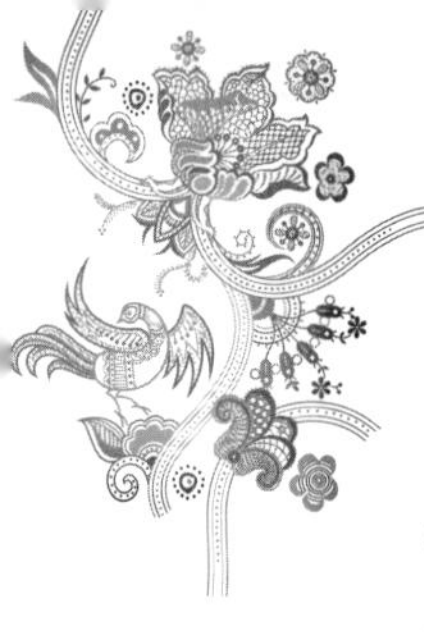

語焉不詳，只說是因為「病毒」，再追問「病毒」何來？則推測可能是細胞自己腐化產生病變，為什麼會腐化？則「不知所云」。

據筆者的研究，最根本的原因，就是體內「氣」的問題，如果沒有新陳代謝，體內廢氣累積久了，自然發生病變，這是毋庸置疑的。

讀者可翻閱「十問」中之第四問，容成有說：「宿氣為老，新氣為壽，故善治氣者，使宿氣夜散，新氣朝㝡，以徹九竅，而實六腑。」

我們練氣功的目的，就是要使身體健康，最基本的作法，首先就是要排除「宿氣」（即是廢氣），一般的呼吸或運動，沒有什麼效果，我們所教的上述四種練氣法，可以很快的排除「廢氣」。以筆者的經驗，練功中會自然的「放屁」或「嗝氣」，廢氣排除後，會感覺氣血特別通暢，「舌抵上齶」之處會產生淡甜的「口水」，此處是「任督」二脈交會點，通氣之時，就會有這種現象，因此老師常說，練功時一定要「舌抵上齶」，「道家」術語叫做「搭鵲橋」，否則上下不會通氣。

能做到通氣的地步，即如容成所謂「則陳氣日盡，而新氣日盈，則形有雲光，以精為充，故能久長」，不僅身體健康，氣色變好，還可以長生不老。

第二單元　血極功法

「血極」功法主要是鍛鍊「血液」正常「循環」的功法，人到中年以後許多人都患有「三高」，即高血壓、高血脂、高血糖的毛病，其成因多半是生活習慣不正常，而引起的「新陳代謝」症候群，如果不積極改善，就像「溫水煮青蛙」，不知什麼時候會發生中風、心肌梗塞、腦溢血或癌症的意外，屆時再挽救，可能已來不及了。

改善之法：除了早睡早起，生活正常，平時「三少」（少吃、少油、少肉）之外，最好多練氣功，藉「氣」之力，打通血管堵塞，促進血液循環，改變細胞結構，增強「免疫力」。

讀者隨便打聽一下，即知練「氣功」者，很少生病，因為「氣」能改變「普通」細胞為「殺手」細胞，如有「病毒」侵入，即會吃掉「它」，就像「普通戰士」經過訓練後，成為「特戰高手」，戰力提高好幾倍，攻無不勝，戰

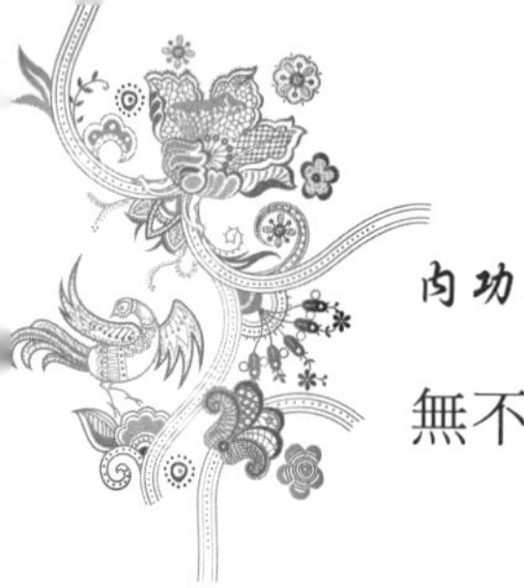

無不克，確保身體健康。

如所周知「血液」循環，是靠心臟壓縮，循著「經」「絡」而流注全身，因此，我們有針對心臟及血液循環的功法，來改善相關的毛病，茲說明如下：

1. 開合法（站功）

藉著心肺開合，吐故納新，刺激心臟，使血液循環增強，在大開大合的動作當中，配合呼吸，也可增加肺活量。（如圖5）

這個功法可透過「心包經絡」而強化血液循環，同時也鍛鍊了手部及肘部，為特殊針對心臟血管的功法之一，功效卓著，一試便知。

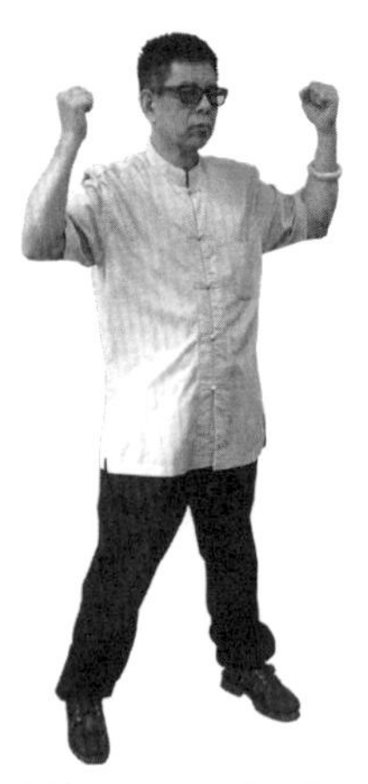

圖5　開合法

2.擠壓法（站功）

這是專門鍛鍊「心臟」的一種功法，有點類似「心肺復甦術」，但不同的是，我們是由自己擠壓，並配合呼吸，來強化心臟收縮，透過「心經」經絡，促進血液循環。（如圖6）

而「心肺復甦術」是病人心臟已停止跳動，由別人擠壓心臟，刺激其恢復跳動，是急救方法之一。

我們這個功法，是養生保健之用，平常多鍛鍊，可強化心臟及血液循環運作正常，不會心臟衰弱到停止跳動，有備無患，勝過聽天由命，憑

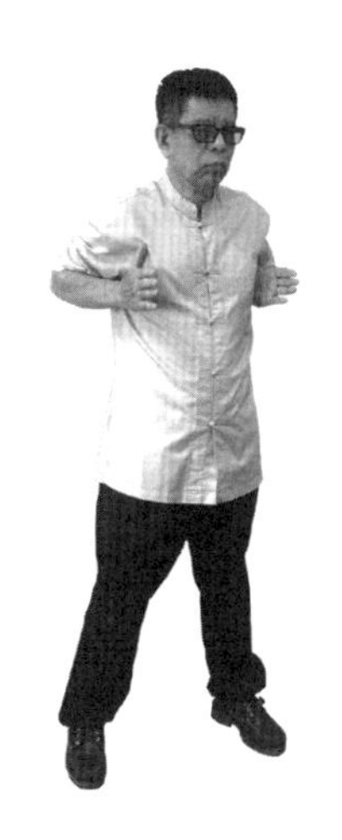

圖6　擠壓法

運氣是靠不住的。

3.心包法（坐功）

這是專練「心包經」，來強化血液循環的特殊功法。練此法時要運用「氣」，由手至心臟，循著經脈而旋轉的一種功法，其中還要鍛鍊「會陰」、「命門」、「膏肓」等三個大穴，以防止血液循環有滯納、壅塞的現象。（如圖7）

大家都知道「預防勝於治療」，但是如何「有效落實」，卻不得其法，多數人蹉跎歲月，等到意外發生，卻又後悔莫及，抱憾終生。

以上所述「血極功法」與「氣極功法」，基

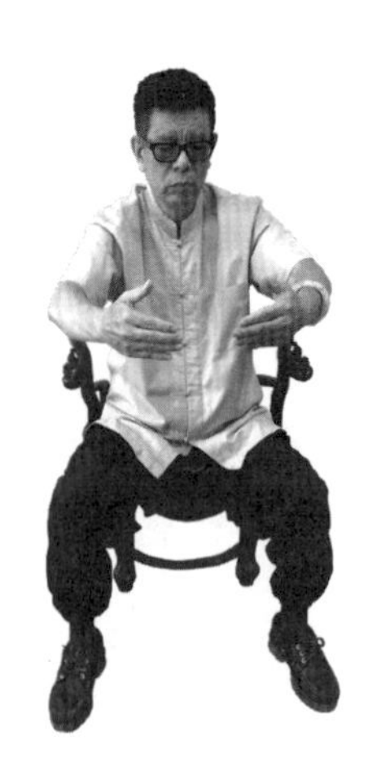

圖7　心包法

本上是息息相關，「氣」、「血」在體內運行，「血」在下，「氣」在上，幾乎密不可分，但卻互相影響，如果有練「氣極功法」，可以打通血液堵塞現象，以「氣」來帶動血液循環，不致發生缺「血」現象，如手腳麻痺等毛病。而血液循環正常，也可防止缺「氧」現象，避免了「心肌梗塞」之類的症狀。

總之，有關「心血管」或「腦血管」的病症，都是「氣」或「血」的問題所導致，吃藥、打針或動手術，也只是治標，根本之道，還是要靠「自己」，勤練「氣功」，確保氣血循環正常，才能保持健康長壽。

第三單元　筋極功法

最近幾年，常見公園有人在練「拉筋」，想到老子曾說：「人之生也柔弱，其死也筋肕堅強」，表示嬰兒時「骨弱」「筋柔」，長大成人後「筋」會變得「粗壯」，成為「老人」後，則「筋縮」僵硬，也就離「大限」不遠。因此「拉筋」是一個很好的運動。

但是如果沒有配合氣功，效果有限。我們

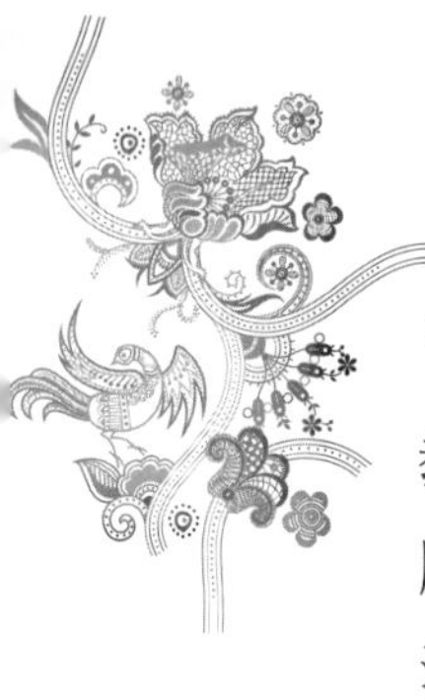

教的練「筋」法，都是配合氣功，可以「起筋拔脈」，讓「筋」變得柔軟有彈性，同時也促進血液在「經脈」裡暢通無阻，有返老還童之感，不會腰痠背痛，誠為預防老化之不二法門。以下介紹功法：

1. 下腰拉筋法（站功）

本法是手腳並用，配合氣功，由上而下，愈來愈低，動作緩慢，以使「氣」循著經脈，配合手筋、腳筋，逐漸伸展、拉開。（如圖8）

練功時採鼻吸鼻呼方式，舌抵上齶，由於伸展動作很大，加上吸氣深長、呼氣很慢，幾分鐘

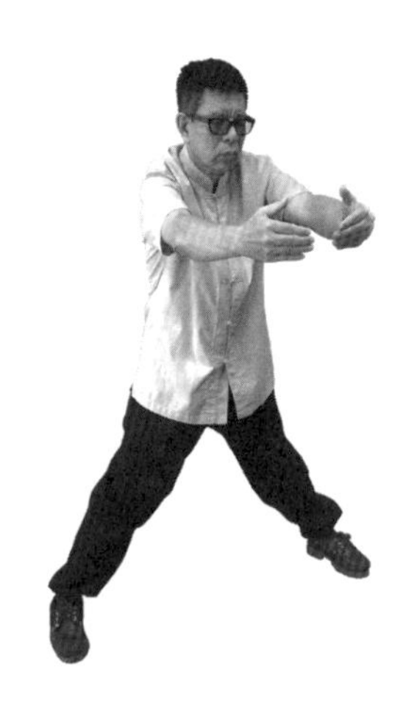

圖8　下腰拉筋法

做下來，便會覺得全身舒暢，經脈全開，手筋、腳筋變得柔軟、強韌，為不可多得之既練「筋」又練「氣」的一種功法，久練自然會「筋」長「體」健，輕身不老。

2.蹲彈拉筋法（站功）

本法與前述之「下腰拉筋法」，完全相反，每一個動作，都是快動作，「蹲」要快，「彈」也要快，「吸」氣快，「呼」氣也快，雖然練法不一樣，但功效是殊途同歸，不僅「筋」會變得更有彈性，對腰、腿、手、肘都練到了，而且常練會使「手筋」的爆發力增強，瞬間發出的內功

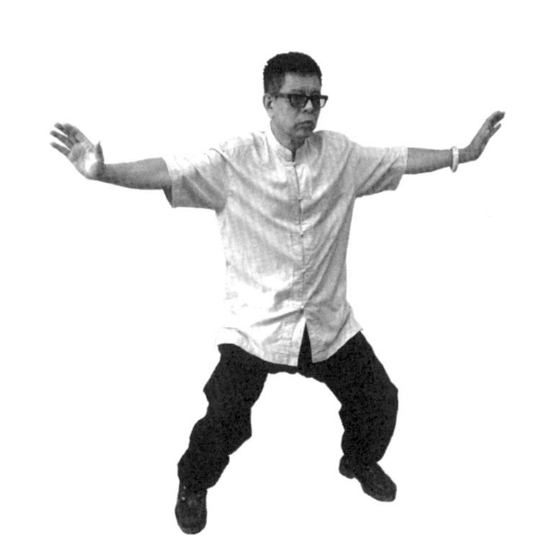

圖9　蹲彈拉筋法

勁道，可以「尅」敵制勝。（克字加寸，有其意義）（如圖9）

一般練武的人，很多都知道「寸勁」的厲害，但卻不知如何練法？及怎樣使用？本法除了鍛鍊手筋、腳筋之外，也有教到「寸勁」的發功法，希望有興趣者，不要錯失良機，也許隔段時間就不教了。

3.俯仰拉筋法（站功）

本法鍛鍊的時候，前後俯、仰的弧度相當大，除了「手筋」、「腳筋」之外，也有練到「腰筋」及「龍骨」（脊椎），一般中、老年人

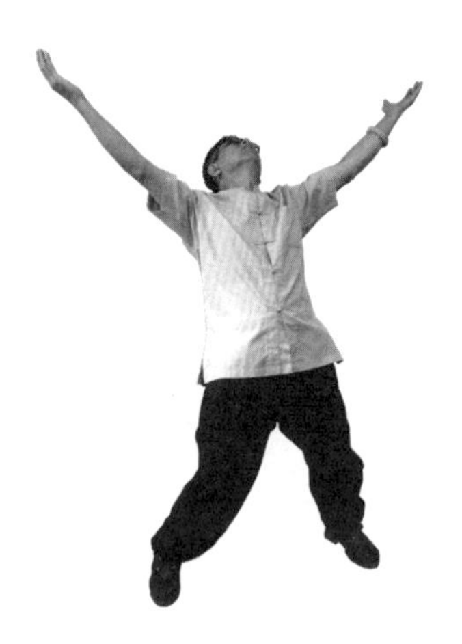

圖10　俯仰拉筋法

腰或脊椎，多少都有些問題，彎腰駝背的現象很普遍，少數操勞過度者，甚至罹患「佝僂症」，不能抬頭挺胸，主要即是「筋縮僵硬」、「骨質退化」。去醫院治好的佔極少數，若開刀不成功，很易導致癱瘓，終生不能行走，不可不慎。

現代講求「預防醫學」，也就是防患未然，讀者若能常做此功法，保證腰、背、「筋」、「骨」，會獲得很大改善。外界很少看到我們這套針對「彎腰駝背」的有效功法，能使腰、背隨著動作而前後鬆弛筋、骨，逐漸變得強韌有彈性，不會發生僵硬及壓迫的感覺。（如圖10）

第四單元　骨極功法

談到「骨」的問題，對中、老年人影響極大，我有一位朋友，年約60歲，喜好游泳，是「早泳會」會員，每天一大早，風雨無阻必定要去游泳，回來後，才換衣服上班，有一天，游泳完畢，要去更衣，走路時不小心，摔了一跤，就把左手臂摔斷了。

另有一位鄰居太太，70歲左右，出門丟垃圾，不小心摔了一跤，卻把右小腿摔斷了。手腳

摔斷，醫師術語叫做「骨折」，是中、老年人經常發生的事，主要原因即是「老化」現象，「骨質疏鬆症」。

數年前，曾有朋友推薦至板橋一家「檢驗所」，檢查有無「骨質疏鬆」，花了幾百元，照了一張彩色X光照片，據「檢驗員」分析說明，我的骨質很好，密度很高，沒有「骨質疏鬆」症狀。朋友很詫異，他說介紹很多人來檢驗，幾乎都有「骨質疏鬆」，他推銷的「補骨」藥品（或食品）很好賣，像我這樣的很少，也賺不到我的錢，他問我平常是否有吃什麼補品，我說沒有，只是「練氣功」而已。

由於練氣功的關係，氣血循環暢通，會改變「骨質」，不僅不會疏鬆，還特別密實，筆者曾「試驗」將手臂放在朋友身上，感覺「特別重」，換同樣體型的人（或較粗壯的人），則無此「重」感。

我們「研究」骨質疏鬆問題，一個很簡單的道理，一講即清楚明瞭了，為什麼「年輕人」沒有這種症狀，只有中、老年人才有？主要原因即是年輕人「精力旺盛，氣血循環正常」，差別即在這裡。

因為中、老年人，氣衰、血不足，平常又很少活動筋、骨，而造精功能又衰退，骨髓無法增生，只能任其流失，形成「掏空」骨質現象，變成「空架子」，稍有不慎，即摔跤骨折。故老子有言：「萬物草木之生也柔梓（軟），其死也枯槁」，「夫唯病病，是以不病，聖人不病，以其病病，是以不病」。說明了想要改善身體健康狀況，先要找出致病的「原因」，再針對性的改善。聖人（得道高人）之所以不生病，是因為「怕」生病，而在未發病之前，先做「預防改善」措施，才不會生病，最好的「預防」方式，即是練「六極（或骨極）功法」，從根本上改善。

1. 手臂練骨法（站功）

本法主要是練手、肘、關節等，可以活動上半身骨骼，練的時候，要配合呼吸，上、下、左、右、前、後擺動，不但可增強骨頭的韌性，也練就了手臂的內功，一舉兩得。（如圖11）

其中手腕、肘、肩等關節，都有開合，可以強化筋、骨，促進氣、血流通，運動完畢，可以感覺到，雙臂開展後的舒暢，有時候自己可以聽

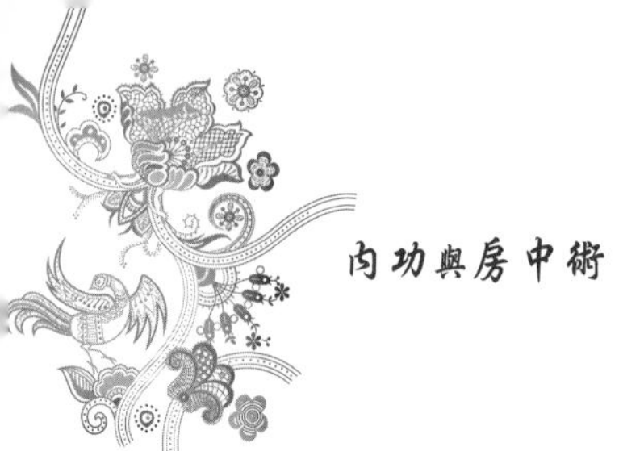

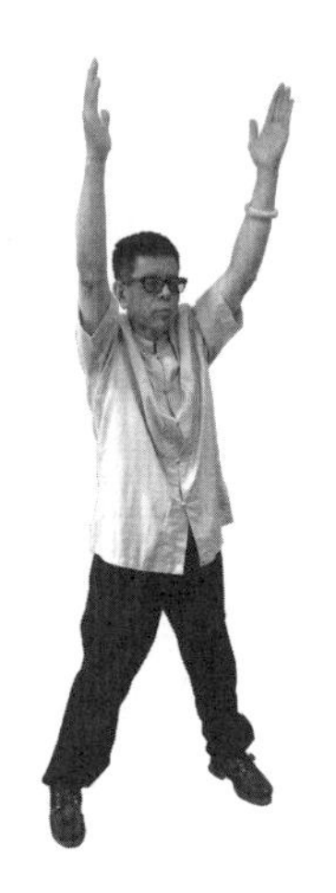

圖11　手臂練骨法

到骨骼咯咯作響，表示確實是「針對性」的練骨功法，練法獨特，效果看（聽）得見。

2. 腿膝練骨法（站功）

本法以練膝蓋為中心，往上練到大腿骨、腰骨，往下練到腳踝、小腿骨。下半身、腰以下的骨骼，大部份都有活動到，對於現代人尤其是都市居民，平常較少走路，有極大的益處，可避免腿部退化。（如圖12）

由於活動膝關節及腳關節，可以促進下四脈經絡，使陰維、陽維、陰蹻、陽蹻、氣血暢通，對於有高血壓、頭痛、肩背痠痛都有很大幫助。

人之老化，最先從「腳」或「膝」開始，大多數身體退化或是老人走路都較沉重，然後延伸至膝蓋，逐漸一拐一拐的，再影響到髖骨，傷害到髖骨，走路就很痛苦了。為了防患未然，趁早多做此功法，就可以改善這方面的毛病，使您步履輕快。據中醫（藥）書籍，常有「輕身延年」這個詞，說明了，健康長壽與身體「輕」「重」有關。

據說有些徵「人」機構，從應徵者入場面試時，若走路「沉重」就先淘汰出局，其觀點即是這種人沒有什麼「活力」，對某些工作不會發揮

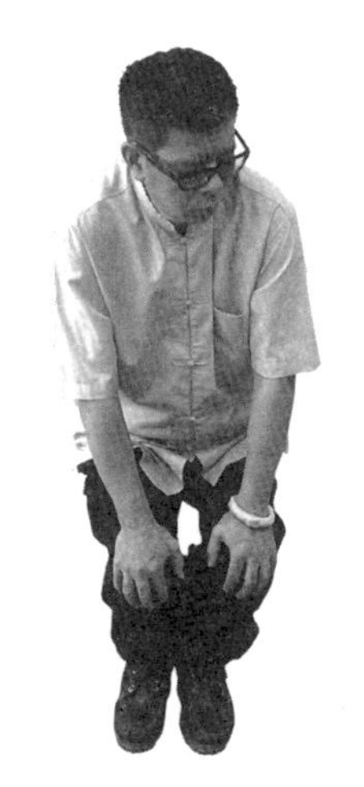

圖12　腿膝練骨法

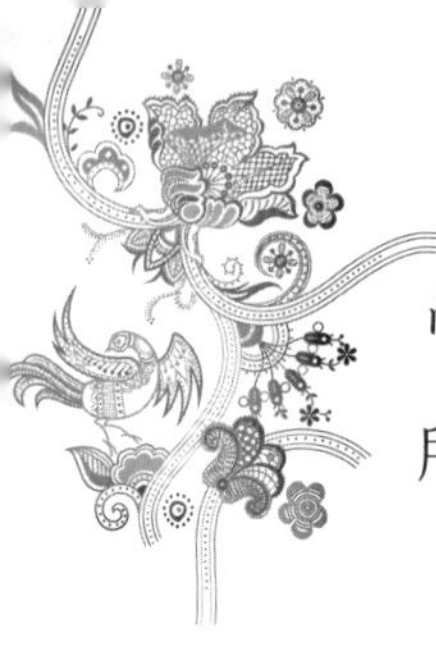

所長，真是「見微知著」，獨具慧眼啊！

3. 肩背練骨法（站功）

本功法主要是鍛鍊肩膀與後背，由於採用搖擺方式，也鍛鍊到手指及腳趾，同時配合呼吸，是一種動態內功。

我們常見按摩（或推拿）場所，客人一入座，最先按摩的地方，多是由「肩部」開始，許多人被捏得唉唉叫，表示肩部痠痛，由於人們日常勞動與血液循環息息相關，而「肩」與「頸」都有動脈聯結，如果沒有常做這方面的運動，來舒筋活血，就會影響經絡不通暢，相關毛病即會出現，痠痛只是表示血氣不通的反應而已。

本功法即是專門改善這方面的症狀，由於搖擺的弧度很大，且是用手指點擊肩、背，逐漸加大力度，有「敲山震虎」的感覺，不僅痠痛一掃而空，氣血循環加快，而且練就了肩背的抗擊內功，同時活絡了末梢神經，使手指、腳趾，不會有麻痺現象，改善老人症候群。（如圖13）

2011年報載有一位百歲人瑞，談到他的養生之道——「每天踮著腳趾跳一跳」，其秘訣的效果，有目共睹。然其作法，只是我們這套功法的一部份（腳趾部份），至於我們「手指」部份、「肩部」、「背部」，卻是其望塵莫及的啊。尤其肩、背的動作，可以活動「肩胛骨」，開啟後「背」之「膏肓穴」，其功效不可同日而語。

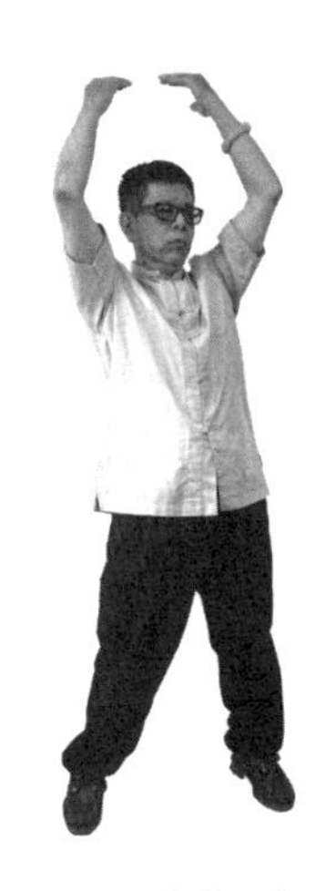

圖13　肩背練骨法

4.指爪練骨法（站功）

本功法是專練「手指」（指骨）部份，為「鷹爪門」的絕招之一，外界很少看到類似功法，我在「國家地理頻道」，曾看過老鷹「抓」起「羊」飛至半空中，丟下摔死後再「剖腹」而吃，見識到「鷹爪」的厲害，「鷹爪」力大無

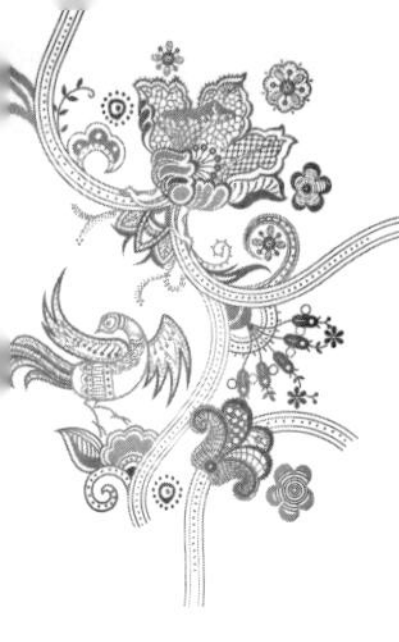

比，簡直如「鋼勾」、「利刃」，真是無堅不摧的利器。

古人崇拜「英雄」，最早就是景仰「鷹」跟「熊」，所謂「鷹」揚萬里，猛禽之王，與「熊」霸天下，陸上霸主，各領風騷。

筆者師父鍾復生，就曾以「一指神功」，將一棵大樹「戳」一個洞（大陸氣功師董天政親眼所見），而「揚名立萬」，民國七十年（1981）左右，「常春月刊」（健康、養生類知名雜誌）曾大篇幅報導，並尊稱其為「國寶級」大師。其「一指神功」在台灣可能找不出第二位，就連大陸，高手如雲，也只有「海燈大師」的「一指禪」，殊堪比擬，各有千秋，不過未聞其能「一指穿洞」（大樹上），可見本門「指爪練骨法」之功效及威力。

年輕時曾試著用「尖刀」刺樹幹，最深也不過「入木三分」，沒想到鍾師父卻能用手指「入木寸許」（十分為一寸），比「尖刀」還厲害，真是不可思議，所謂「滴水石穿」，只要功夫深「鐵杵也能磨成針」，希望後輩見賢思齊，應該加倍努力，莫讓「先賢」專美於前。

練本功法時，要配合氣功，左右開弓，雙手

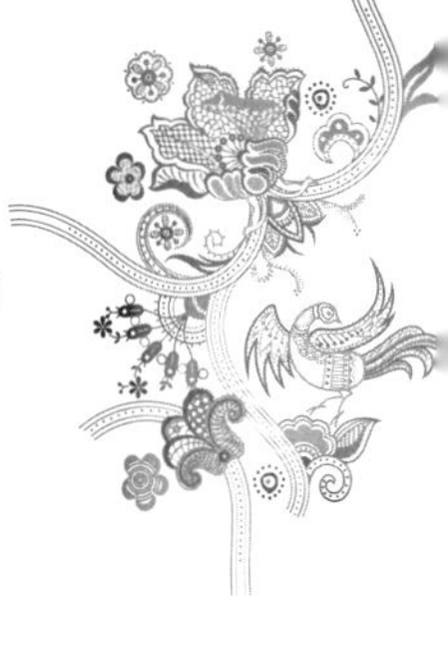

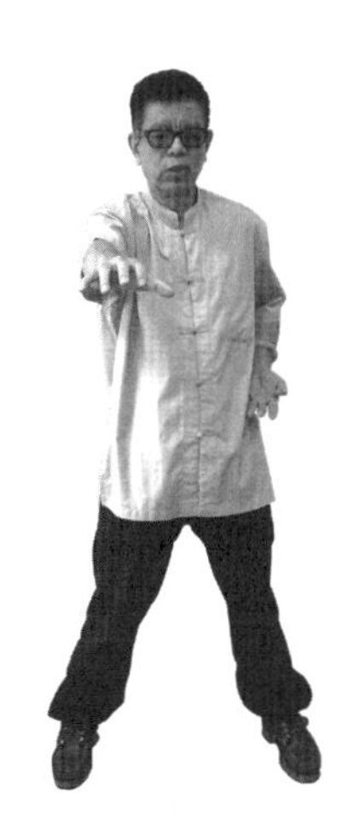

圖14　指爪練骨法

互換，運氣在手指上，分為二段式練法，之後再雙手同時抓握，使手勁增強，是由內而外的「硬氣功」之一種。（如圖14）

記得早年蔣經國時代，曾引進「跆拳道」於軍中，特聘韓國籍教練親授，「爆破隊」亦曾派員受訓，其中早我數期之學長鄭兄，學成歸來後，勤練不已，雖然「力」道十足，可惜沒練「內功」，無法發揮「勁」道，結果雙腿「筋骨」受傷，退伍前即不良於行，頻頻至醫院治療，卻無法痊癒，令我十分感傷。

「中國時報」也曾大幅報導，「情報局」早

年訓練「殺手」（有男有女），過度操練，也未加強「內功」修為，結果有的受到內傷，有的手骨變形，可能用力過猛，超過負荷。

也曾常見有人為練「拳」，用手在「樹」上（或牆上）亂打一通，結果手骨起繭突起（長包），受到傷害還不自知，實在令人惋惜。

筆者在此舉這些例子，旨在提醒讀者，練功是有「秘訣」（或方法）的，應按步就班循序前進，不可盲目亂練，就像鍾師父的「一指神功」，如果不得其法而依樣畫葫蘆，就是把手指「插斷」，也戳不出一個「洞」來，就像電視上，常有一些特殊「畫面」，並「警示」兒童請勿模仿，即在說明，不可天真的「異想天開」，有樣學樣，一定要有老師指導，才不致未蒙其利，先受其害，請讀者銘記。

第五單元　髓極功法

「髓」是骨骼中的「精華」，能夠成為人體架構「六極」中的一極，可見其重要性。人之骨髓，大約從三、四十歲開始逐漸流失，男人至64歲，女人約49歲停經後，「骨髓」流失加快，主要原因是由於「破骨」細胞的活動力，大於「造骨」細胞，而失去了「平衡」，表現在外的現象，會有腰痠背痛、行動遲緩，身高變矮等「老化」現象，一般用「醫」、「藥」的方式改善有限，頂多「治標」，而無法「治本」。

《黃帝內經》「素問・痿論篇」指出：「腎主身之骨髓」……腎氣熱，則腰脊不舉，骨枯而「髓」減，發為「骨痿」。「帝曰：治之奈何？岐伯曰：各補其滎，而通其俞，調其虛實，和其逆順，筋、脈、骨、肉，各以其時受月，則病已矣，帝曰：善！」。

這說明了「治本」之道，一在強「腎」，二在通「經脈」，不必「皮痿治皮，骨痿刺骨」。最好的方式，即是練「氣功」，用「氣」來打通經脈，進而增強「腎」的造「髓」功能，改善「造骨」細胞，消滅「破骨」細胞，骨髓就會增生，而不再流失，使身體健康，不致衰老。

一般的「氣功」，能練到「骨髓」裡的很少，必須「對症」，才能發揮功能，以筆者的經驗，我們教的「髓極功法」，確實有效，本人的「骨髓」密實度，經過 x 光吸收儀檢驗，連檢驗分析員都嚇一跳。以下說明練功方法：

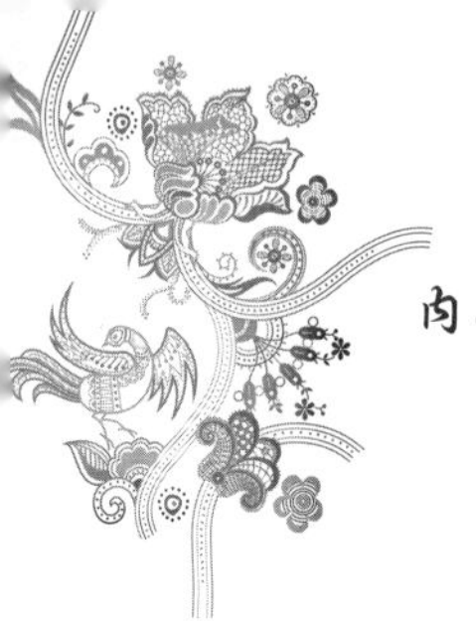

1.強髓功法(坐功)

本功法是專門針對「骨髓」而練的特殊功法,前已言及,「腎」主身之骨髓,腎氣熱,則骨枯而「髓」減。因此,要改善「髓」的流失,必須先要使「腎氣」,由「熱」變「冷」,便不會逐漸蒸發掉,一般來講,「腎氣」跟「精」、「髓」,都是喜好低溫(冷),害怕高溫(熱)。如所周知,人工授孕所採取之「精子」,必須很快的將其「冷凍」,才能保證其存活率,如果溫度過高,「精蟲」就會死掉,骨髓也是一樣,愈冷細胞愈活躍。

因此,練此功法就是將「腎氣熱」,變成「腎氣冷」,這樣就會改變「骨髓」的細胞,使造「骨髓」的細胞增多,不會出現老化現象。許多學生及朋友,都知道筆者能夠口中吐出二種「氣」,一種是「冷」的氣,一種是「熱」的氣,就可以證明「氣」,是可以由「熱」變「冷」,能夠強化「腎」的功能,使其變為低溫狀態(冷的環境),才是健康「治本」之道。

「腎氣熱」是一種「病態」,也是老化現象的「徵兆」,如果不及早改善,等到骨髓被掏空後，就會形成「枯槁易折」，「油盡燈滅」的現象，思之令人「不寒而慄」，然而許多人仍如「溫水煮青蛙」般，不見棺材不掉淚，豈不令人嘆息。

本功法屬於「陰性」，最好在晚上練（天黑後），效果很快就可以感受到。一般「腎」不好的人，「內熱外冷」，是指腎臟裡面的「氣」很熱，而腎臟表皮摸起來卻有發「冷」的感覺，證之「老人」經常腰部怕「冷」，而穿較多衣服，即知其「腎臟」退化。（如圖15）

經過鍛鍊本功法後，卻有「相反」的現象，換句話說，經過吐納導引後，內腎的氣變「冷」

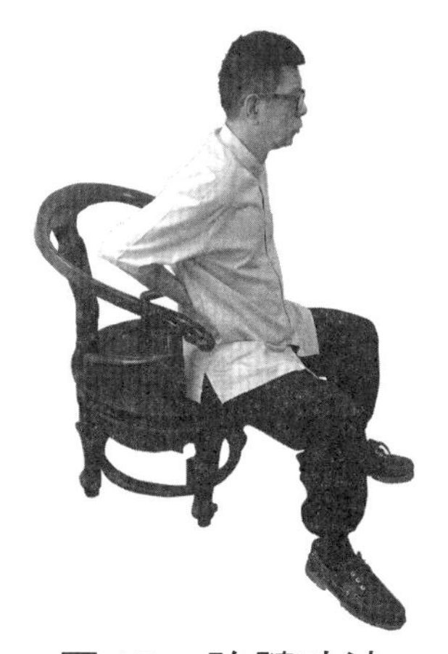

圖15　強髓功法

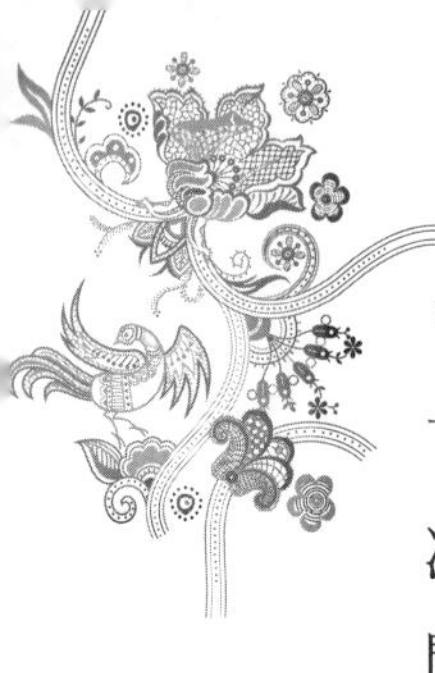

了，而外腎卻會發「熱」，身體手、腳也不會怕冷，腰痠背痛的現象，也沒有了。經過一段時間，如果去「磅秤」，會發現體重增加了，那即是「骨髓」變多密實的現象，精神、體力都會顯得很旺盛，有「年輕化」的感覺。

2. 補髓功法（坐功）

本功法主要是針對身體「經脈」，用「氣功導引」方式，將經脈疏通，由於「真氣」注入，可促進「新陳代謝」，將不良「破骨」細胞，排除體外，活化「造骨」細胞，以補充「骨髓」。

誠如《內經》所言：「各補其榮，而通其

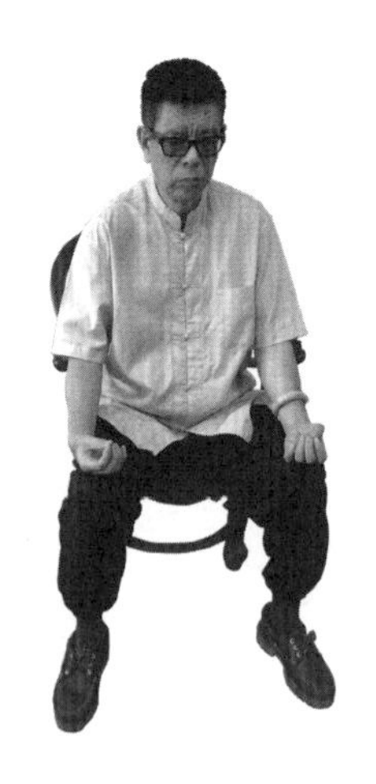

圖 16　補髓功法

俞」，書上只講原理、原則，無法告訴您如何去做，實務上老師會指導怎樣「氣」走經脈，由於中、老年人「氣血不足」，血液循環時常壅塞、滯納，吃藥打針也於事無補，只有靠自己身體力行，遵循老師指導之方法，很快就會感覺行走輕快，體力變好，精神愈來愈旺盛。（如圖16）

本功法運行的經脈有陰維、陽維、陰蹻、陽蹻，及任脈、督脈、湧泉穴、會陰穴、百會穴…等等，練功完畢，保證全身通暢，長期鍛鍊，骨髓會愈補愈多，像年輕人一樣，健康長壽不再遙不可及，自己可以深刻體會出來。

第六單元　精極功法

「精」是人體最重要的元素之一，攸關「生」、「死」，因為有「精」，「人」才能夠繁「生」，如果無「精」，就算年輕又身強體壯如李小龍者，一旦「馬上風」（脫精），也小命不保，故彭祖有言：「壽盡在精」……死生安在，徹士制之，實下閉精，氣不漏洩，心制死生，孰為之敗，慎守勿失，長生纍世。（詳見十問中之第六問）

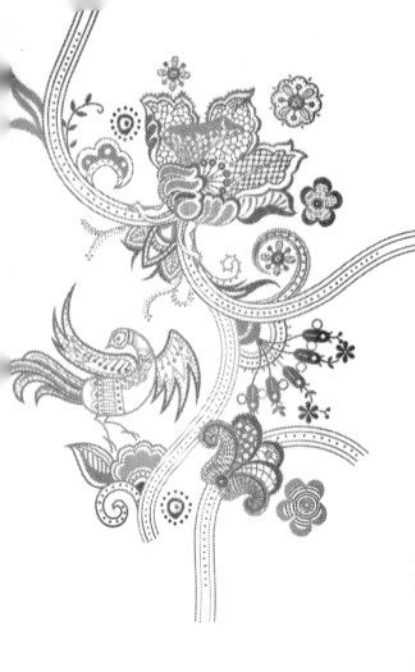

因此，「精」的問題，不僅關係到「人」的生、老、病、死。還掌握著長生不老之關鍵「鑰匙」，豈能不予特別重視。一般男人自40歲開始精力衰退，到64歲幾乎已無造精功能，故無法再生育子女（少數練功有成者除外）。要克服這種「老化」現象，惟有鍛鍊「精極功法」才可以「抗衰老」，使人健康長壽。

誠如容成所言：「天地之至精，生於無徵，長於無形，成於無體，得者壽長，失者夭死，故善『治氣摶精』者，以無徵為積，精神泉溢……翕氣之道，必致之末，『精』生而不厥。」（詳見十問中之第四問）

許多練氣功的朋友，只聽過「練精化氣」，幾乎聞所未聞「練氣化精」，大多數都持懷疑態度，事實上大陸出土的「馬王堆」醫書，其中之「十問」，證明了有其理論基礎，實務上其功法自古傳承至今，一直未曾中斷，只不過隱而不顯，知者較少而已，以下介紹「摶精功法」：

摶精功法（坐功）

「摶」字極少見，很容易以為是搏擊的「搏」，事實上「差之毫釐，謬以千里」，據大陸中醫名家孫國中辨析：從字義上講，「摶」字有搏鬥、交爭之義，而「摶」字有合聚凝結之義。「摶」是向外施展，同對方抗爭，使之屈服；「摶」是向內合聚，使之「凝結」，形成整體，二者字義相反，絕無相通之義。

「摶」字（ㄊㄨㄢˊ），其本意類似「搓湯圓」，用滾來滾去的方法，使其由小變大。當然，這是比喻，「湯圓」是有形的物體，「摶精」是以無形的「氣」，透過鍛鍊，可以兌（轉）化成「精」，這是非常奧妙的秘法。本功法之所以少見，恐怕是古人不欲違反自然法則，如果大家都能長生不老，人口只增不減，將來人口爆炸，也是個大問題。

另外，少數帝王私心自用，「只許州官放火，不許百姓點燈」的心態，也扼殺了這種功法的傳播，如《彭祖傳》中所述「商王試為之，有驗，欲秘之，乃令國中有傳彭祖道者誅之，又欲害彭祖以絕之。」說明了歷史上這類情事，所在多有，豈不令人浩嘆！

練「摶精」功法時，是以上、下、左、右、前、後、滾動的方式，使「氣」轉化為「精」，但摶精不是亂「摶」，而是有方法、有規則的運

行，可以「無中生有」，沒「精」練出「精」、「少」精變「多」精，愈練精力愈旺盛，誠為最佳養生功法。

「氣」原本即是「空」的，沒有任何徵兆可以看到，「摶」起來也沒有一定形態，長成後也無法成為固定物體，但是「摶」久了，就會感覺到，好像有個什麼「東西」（精團或精丹）。

正如老子所說：「惚兮恍兮，其中有象；恍兮惚兮，其中有物，窈兮冥兮，其中有精，其精甚真，其中有信。」（王弼版）表示老子是練過「摶精」的人，才會有這種體驗，也說明這是真實的情況，不是杜撰出來的東西（古人沒必要做假欺騙）。一般人都持懷疑態度，這是可以理解的，因為多數人沒有練過，無法體驗出來，但是筆者練「摶精功法」的心得，就跟老子所說的一樣，頗有同感，這是毋庸置疑的。

比如說，大家都知道天鵝是「白」的，當有人發現了黑天鵝，卻無人相信，直至看到的人多了，把真相傳開，才漸漸改變錯誤的認知，也相信這麼一回事了。

古書記載容成活了一千二百歲，彭祖八百歲，老子四百歲，他們能夠活得這麼長壽，相信

「摶精」是他們「長生不老」因素之一，信與不信，請讀者自己省思，自行判斷。

（二）九竅十二節功法

「十問」中第四問，容成有說：「以徹九竅，而實六腑」，第五問，堯曰：「人有九竅十二節」。「天下至道談」開頭黃帝也提到「陰陽九竅、十二節」，這麼多名人提到「九竅十二節」，表示「九竅十二節」為人體重要部位，值得我們重視。

所謂「九竅」，是指那些竅，一般常說「七竅」，大家都知道，因為有些意外死亡者（如毒死），即很明顯可看到眼睛（2竅）、鼻孔（2竅）、耳朵（2竅）、嘴巴（1竅）等七竅流血，這是「明」（陽）的一面，另外，尿道口（陰莖孔）（1竅）、肛門（1竅）這是「暗」（陰）的一面，總計「九竅」。

所以黃帝講「陰陽九竅」。這九個孔竅，其中任何一個孔竅，出現問題，都是重大傷害，所以古時，人們都非常重視這「九竅」。

至於「十二節」，是指手腳四肢的關節，

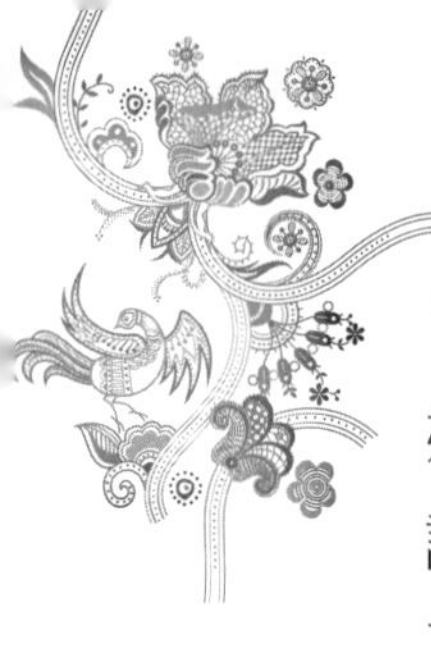

如上肢的肩、肘、腕、下肢的股、膝、踝，合計「十二節」。《黃帝內經》說道：「蓋『節』乃神氣之所游行，『脈』乃血液之所流注，『九竅』乃臟氣之所出入，『五臟』乃陰陽二氣所合藏，故皆通乎『天』氣」。

因此，運動「十二節」，可使身體元氣通暢，活絡經脈，血液循環正常，且可使「九竅」之氣與五臟之氣互通，並與宇宙大自然之真氣交流，使身體健康長壽。

三十多年前，鍾師父曾說：星雲大師鑑於佛光山眾多僧尼，每天唸經、坐禪，久而久之身體變得「軟弱無力」，打聽到鍾師父之「硬氣功」可以「轉弱為強」，希望能夠至高雄授課，後來可能嫌路途較遠，不方便去，不過由此可見，星雲大師很重視這個問題。

此外，多年前曾看過蓮生活佛盧勝彥所寫的書，其中自述：為他的「臭皮囊」（身體）擔憂，為什麼經常生病（有一段時間），引起日常生活的不便。以盧勝彥的法力高強，竟然無法使其身體變得強壯，不致生病。可見「尺有所長，寸有所短」，練功一定要統籌兼顧，否則顧此失彼，得不償失。

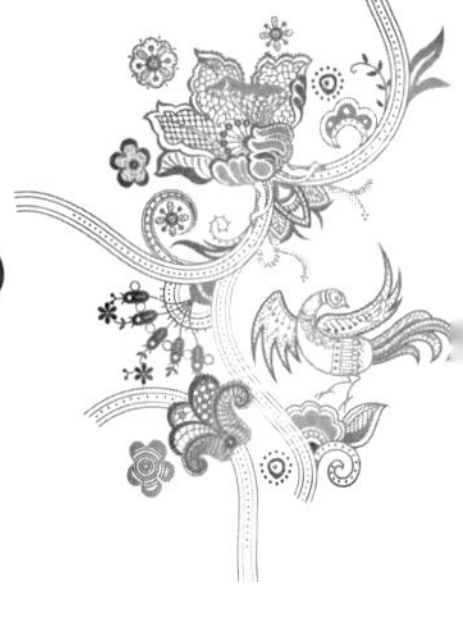

以下介紹「九竅」、「十二節」功法：

第七單元　九竅功法（坐功）

練本功法可改善耳鳴、口乾、鼻子敏感、眼花、頭痛、痔瘡……等症狀，並促進腦神經通暢，有助於提高睡眠品質。

本功法因係針對眼、耳、鼻、口、尿道（陰莖）、肛門（會陰），甚至牙齒……等，作一些氣功導引動作，效果非常顯著，尤其是晚上練的時候，原本眼睛很疲，練過之後，眼睛變得明亮，視覺特別清楚，許多學生都如此說，表示真的假不了。

也有學生反應，本來大便需用很多衛生紙，都擦不乾淨，練過之後，竟然大便時間縮短，很快即排泄完畢，用衛生紙擦拭時，有時竟無餘便，省了不少衛生紙。因為肛門的隨意肌收縮有力，不會有脫肛現象，之前患有痔瘡，也自然痊癒，真是不可思議。

至於老人常有的重聽（耳聾）現象，也都獲得改善，不再一一例舉，練功效果如何，自己體驗最清楚，茲不贅言。

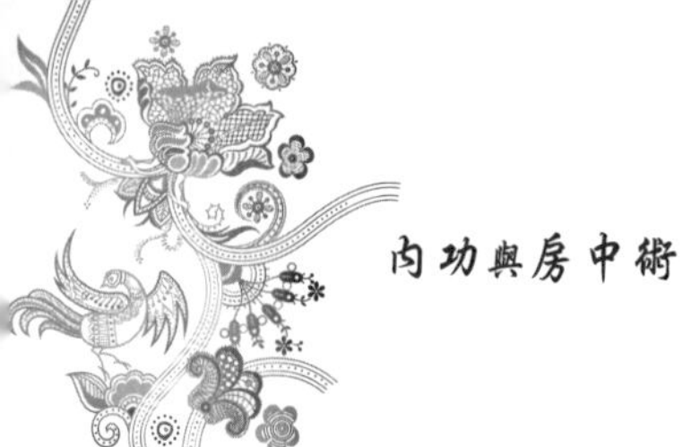

十二節功法（略）

因十二節功法，旨在活動「筋」、「骨」，讀者可參考「六極功法」中的筋極功法與骨極功法，在此不便重複介紹，祈請見諒。

（三）五臟六腑功法

「五臟」是指心、肝、腎、肺、脾，「六腑」為胃、大腸、小腸、三焦、膀胱、膽。

據《黃帝內經》所載：「心」者，生之本，神之變也，其華在面，其充在血脈，為陽中之太陽，通于夏氣。「肺」者，氣之本，魄之處也，其華在毛，其充在皮，為陽中之太陰，通于秋氣。「腎」者，主蟄封藏之本，精之處也，其華在髮，其充在骨，為陰中之少陰，通于冬氣。「肝」者，罷極之本，魂之居也，其華在爪，其充在筋，以生血氣，其味酸、其色蒼，此為陽中之少陽，通于春氣。「脾」、「胃」、「大腸」、「小腸」、「三焦」、「膀胱」者，倉廩之本，營之居也，名曰「器」，能化糟粕，轉味而入出者也，其華在唇四白，其充在肌，其味甘，其色黃，此至陰之類，通于土氣。凡十一臟，取決于「膽」也。

所謂「五臟」者，藏精氣而不瀉也，故「滿」而不能實，「六腑」者，傳化物而不藏，故「實」而不能滿也。

前已言及「六極」，有如人體結構中的支柱，是屬於直立的「棟」，而「五臟六腑」有如人體的橫「樑」，與「六極功法」是相輔相成，缺一不可

人體之健康與否，不能只看外表，內在其實比外在還更重要，如果將人體比擬汽車，「五臟六腑」就像車子的「引擎」，儘管車子外殼多麼堅硬，四個輪子多麼會跑，若是引擎某一零件發生問題，整部汽車就可能立即停擺，不能動彈。因此，一般汽車都有定期保養，以確保汽車之壽命。

然而，我們有對自己的「引擎」（五臟六腑）做任何保養嗎？恐怕沒有？大多數人都是生病了，再去檢查，結果發現患有癌症，已經是末期（如鳳飛飛），要搶救已來不及了。也有一些人，突發性腦溢血、心肌梗塞，幾分鐘即去世了，能不令人遺憾？

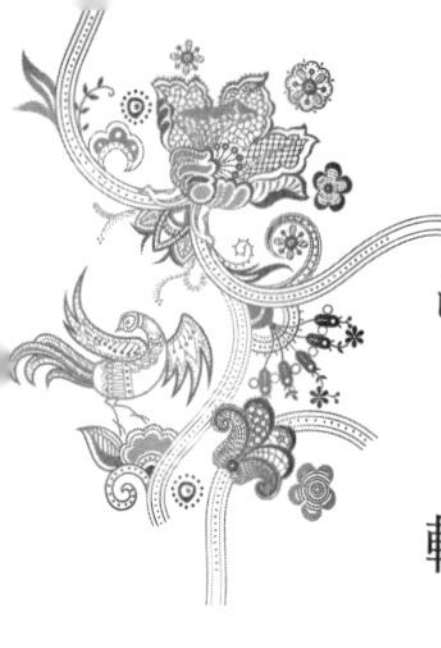

我們不可心存僥倖，誰知下一次什麼時候輪到自己，最好早作準備，平常多「保養」，勤「練功」，把機會留給別人，使自己身體表裡如一，增強免疫力，小病不生，大病不患，這才是長治久安之道。

以下介紹五臟、六腑功法：

第八單元

1. 五臟功法（站功）

本功法旨在保養、修補五臟機能，以氣功導引的方式，將氣灌至五臟，用類似按摩的方法，調整心、肝、腎、脾、肺，使積在臟器內之濁（宿）氣，排除體外，使老化之內臟器官，恢復正常機能，有病治病，無病強身。（如圖17.18）

在練功的時候，手的動作要配合呼吸，可以感覺五臟器官，會有共振的反應。（如圖19.20）

曾有一位朋友，心臟不好，教他練的時候，很快即脫口而出，心臟怎麼會有「震動」的感覺，我說這即表示「氣」入心臟，正在按摩、修補，有「共振」反應，就是「有效果」，自己體

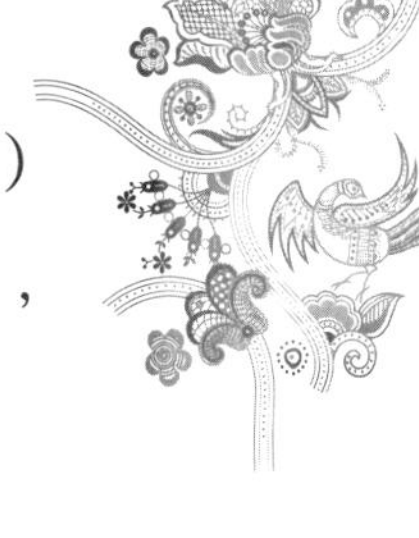

會的最深刻，不像有些氣功，一點感覺都沒有，無效氣功，不練也罷。（如圖21）

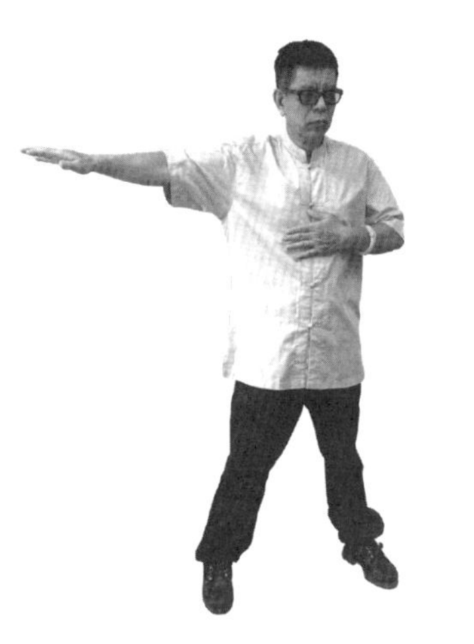

圖17　五臟功法－心

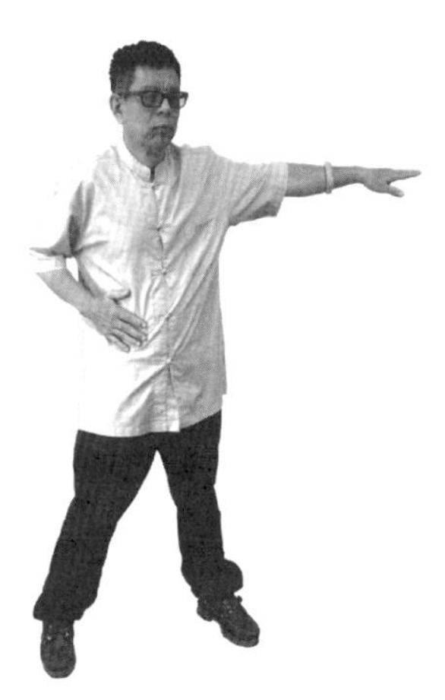

圖18　五臟功法－肝

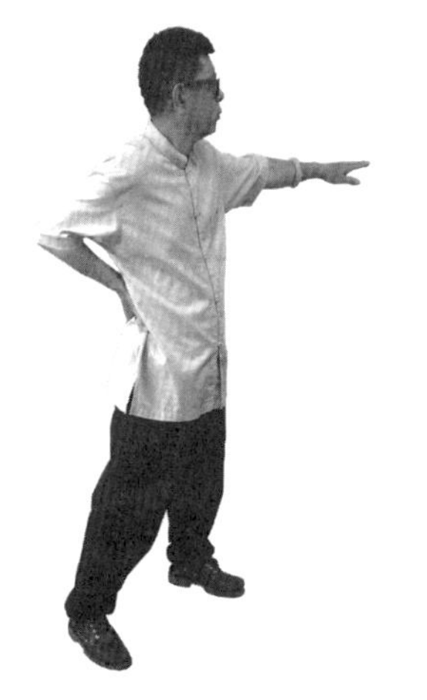

圖19　五臟功法－腎

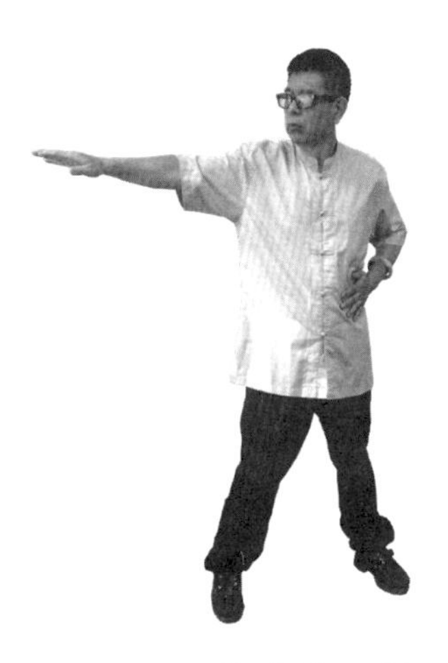

圖20　五臟功法－脾

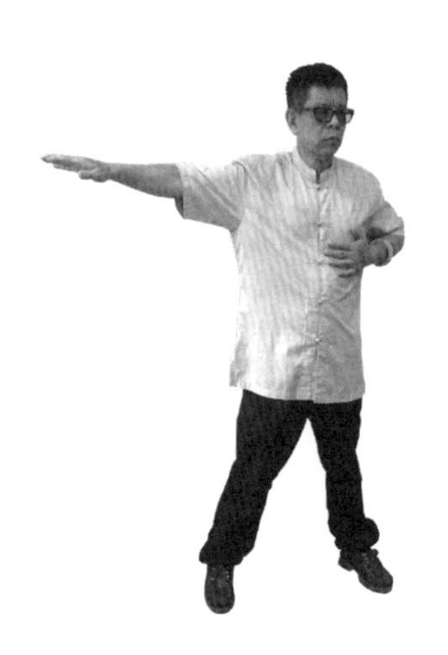

圖21　五臟功法－肺

以筆者練功的心得，每一個內臟器官，在練功時刻，都會有「共振」反應，手心也會發熱，吐氣時還要喊出不同聲音，以便排出五臟濁（宿）氣，這種針對不同臟器，有不同練法的功夫，非常稀罕，也非常有效，最近許多患有「癌症」的人現身說法，及醫學研究報告，都證明「氣功」對癌症患者有莫大的助益，並獲得「抗癌」成功，傳為佳話。

例如「時報周刊」1782期曾報導知名心臟科醫師陳衛華因練氣功，而打敗所患骨癌、腎臟癌、甲狀腺癌，不過其花了二十年，才獲致此成果，練我們的功法，保證可省數倍的時間、心力，效果肯定更好，歡迎讀者體驗。

2. 心臟（加強版）功法（站功）

本功法針對經常感覺呼吸困難、心悸、心痛、胸悶的人，功效卓著，係加強鍛鍊「心臟」的功法，為單獨練習之用，與前述五臟所採循環式練法不同。(如圖22)

此外，本法係採取雙手抖動方式，來刺激心臟，可直接疏通心經及心包經等經絡，使血液流通順暢，以避免心肌梗塞等缺氧現象，實為難能可貴的有效功法，與五臟功法中的心臟功法，

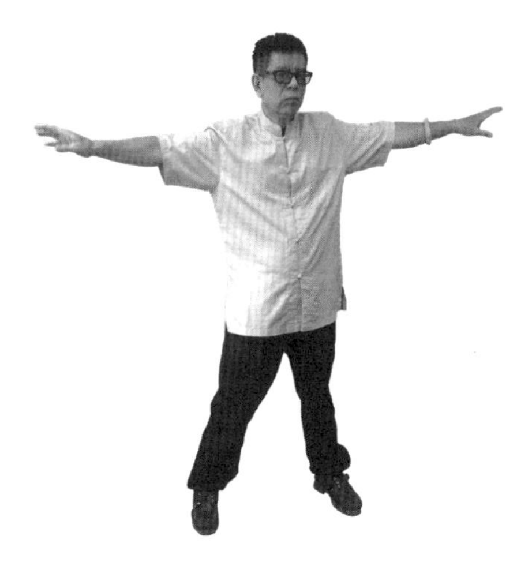

圖22　心臟功法

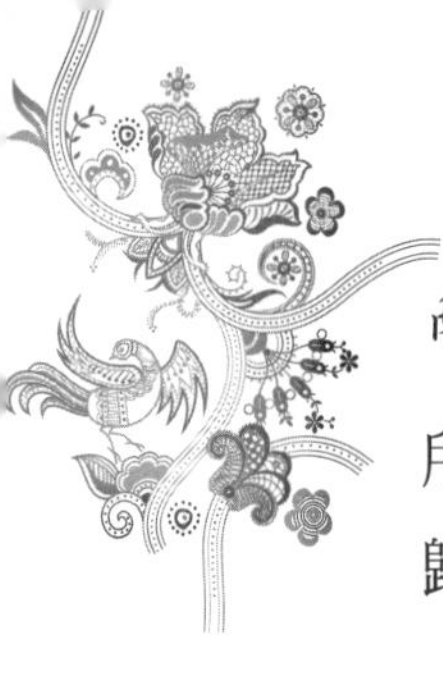

所採用之按摩傳導方式有很大不同，但是殊途同歸，對養生保健的功效是一致的。

第九單元

1.六腑功法（站功）

本功法係針對六腑、三焦而鍛鍊的特殊功法，可改善膀胱、大腸、小腸、胃、三焦、膽等機能，以氣功導引方式，活絡六腑、三焦，在呼吸之間，由下而上的由膀胱、黃庭、窗膺、天突……等，進行吐故納新動作，以排除「宿氣」。誠如容成所云：「故善治氣者，使宿氣夜散，新氣朝嘬，以徹九竅，而實六腑。」是指長期鍛鍊可以通九竅，並使六腑精氣充足，不會生病。（如圖23）

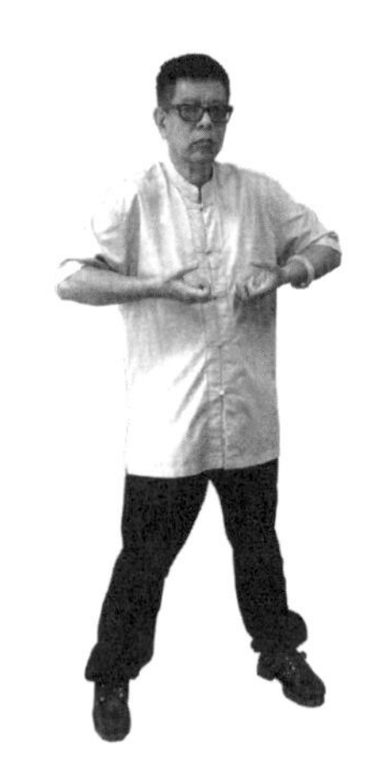

圖23　六腑功法

2. 睡眠功法（睡功）

容成又說：「夜半之息也，覺寤毋變寢形，深徐去執，六腑皆發，以長為極。」是指半夜睡覺時，也可以練氣功，但是這種睡眠功法，姿勢擺好以後，即不可以變動，不論睡著、或是清醒，都應以調息的方式，徐緩進行，而且不能太僵硬執著，儘量放鬆肌肉、心情，以使「氣」能夠自然循環，當達到一定火候時，六腑精氣會充實在體內，爆發開來，產生極大震動。

以筆者的經驗，感覺有如地震，會驚醒過來，那即表示睡眠功法基本練成，但仍需要繼續

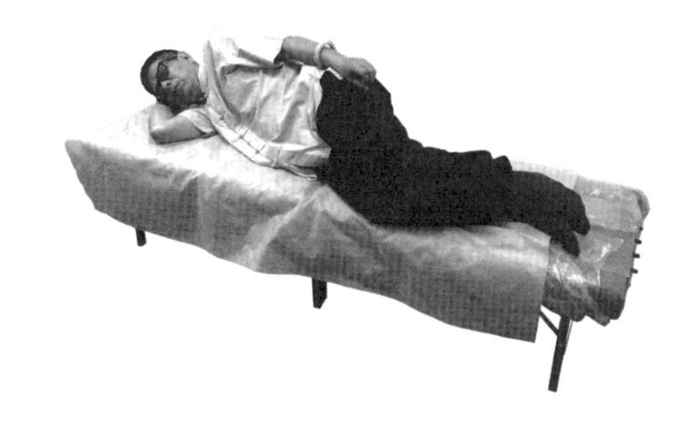

圖24　睡眠功法

長久鍛鍊下去，將此功法視作養生保健（長生不老）的一根支柱。

「十問」中第九問，文摯（養生專家）也支持容成的理論，文摯說：「夫食氣潛入而默移，夜半六腑皆發精氣，致之六極，六極堅精，是以內實外平，痤瘻弗處，癰噎不生，此道之至也。」（詳見原文翻譯）簡單的說，能夠練成睡眠功法，大致可以「小病不生，大病不來」，對於人體健康，有極大幫助。（如圖24）

據容成與文摯的理論，都有「六腑皆發」的敘述，以筆者親身的體驗，感覺內臟（六腑）好像有一個大的「經穴」，因練睡功而打通產生極大的震動，有如道家所述過「關」的現象，經與雲翰子研究，發現體內（六腑）有一個名叫「密樞」的「俞」（結穴之處，可通全身經脈），精氣在此匯集，打通後，精氣會透過經絡，到達「六極」，正如文摯所講：「致之六極，六極堅精。」可以使「氣」、「血」、「筋」、「骨」、「髓」、「精」強化，使人不易生病，這是極其「難能可貴」的功效，讀者不要小看此點，請務必把握機會，突破困難，以期「功」成，即可享受無病一身輕的愉悅情境。

萬一有什麼不舒服，就可以照《彭祖傳》所述之做法：「其體中或有疲倦不安，便導引閉氣，以攻其患，心存其身、頭、面、九竅、五臟、四肢，至於毛髮，皆令其存覺，其氣行體中，起於鼻口，達十指末，尋即平和也」。此即表示，有什麼小毛病，運氣、練功，很快即恢復正常，保證健康無虞。

（四）硬氣功

第十單元　鐵布衫功（站功）

前已言及「鐵布衫」，有如將身體皮膚鍛鍊的就像穿上「鐵衣」一樣，可以抗打擊，許多人知其然，不知其所以然。

「鐵布衫功」是一種由內而外的一種功夫，基本上它是「內功」，但是此種功夫可將「氣」，由內而外充斥在「皮膜」裡，更精確的說法，是將「氣」灌在「膜」裡，以人體皮膚組織來看，皮下肉上有一層「膜」，這層「膜」可以充氣，好比汽車輪胎有內、外胎（舊式有，新

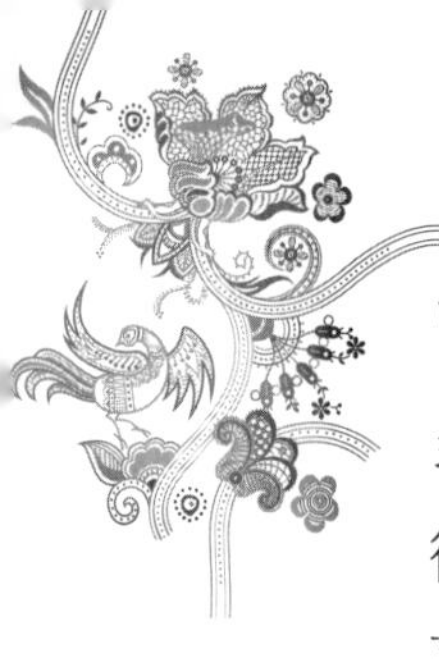

式已無），當內胎（膜）充滿氣，外胎（皮）就很堅硬，刀斧劈之無傷，且反彈之力甚大，讀者可用輪胎測試即知，運用在人體皮膚，其道理是一樣的。（如圖25）

記得筆者剛退伍時，與沈姓好友騎機車環島旅行，在經過苗栗山區，一個下坡彎路時，因有細砂石導致轉彎失控，滑倒摔傷，後至醫院就醫，幸好只傷到左手臂，敷藥時，發現磨掉一層「皮」，卻沒有流血，只是會滲出黃色的水，後來才知道傷到肉才會流血，我只是傷到皮，但有「膜」保護，沒有大礙，經過這次經驗，我才知道皮膚下面有層「膜」。

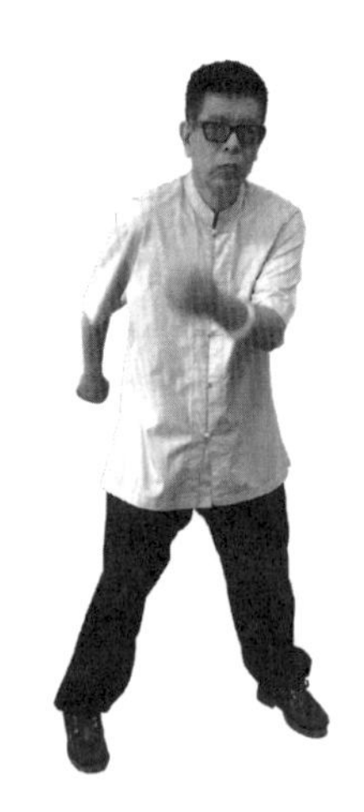

圖25　鐵布衫功

練「鐵布衫功」，可將「氣」灌至全身上下皮「膜」裡，未嘗不是一個奇蹟，說起來也蠻奧妙的，與輪胎（內胎）不同之處，不要怕爆胎，愈練氣（胎壓）愈足，抗擊力道愈強，練久了，就可以刀槍（長矛槍）不入，成為金鋼不壞之身。

身體皮膚練得堅硬如鐵，不是用來打架，而是用這些皮膜之「氣」，來保護我們，使風邪之氣，不致入侵身體，所以不容易生病，能不生病，自然長壽可期，這才是最大的收穫。

一般的氣功，有人練了數年，也看不出效果，我們這套「硬氣功」，慢則一年，快則數月，即可驗收成果，功效看得見，保證讓您刮目相看，不過練時一定要敬業勤奮，不可三天打魚，兩天曬網，否則效果就打折扣了。

第十一單元　踵息功法（站功）

道家經典有謂：「至人呼吸以踵」，換句話說，是指修道煉仙之人，達到一定階段，就像柔道、跆拳道，等黑帶高手（上段）才夠看。以道家學派來說，進階到「至人」程度時，呼吸是以

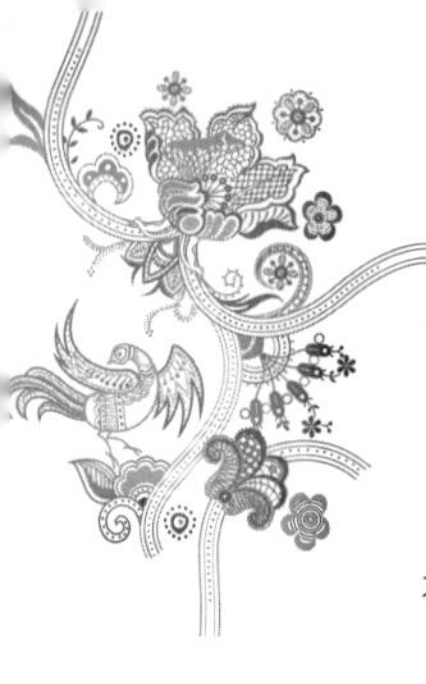

「腳底」為鍛鍊標的，更精確的說法，是以「湧泉穴」為呼吸出入口。(如圖26)

筆者一位周姓學生，曾看過一位中醫師所寫的資料，指出「湧泉穴」上通「肩井穴」，中醫理論是相通的，但實務上如何練「氣」，使其串通，卻百思不得其解，在我傳授此功法時，周先生即說：「實務上比理論還管用，千金一點訣，一講就通。」雖然中醫師對人體經絡很有研究，但是對練功奧秘卻不得其門而入。

筆者在指導練此功法時，曾問學生有沒有什麼反應，因我練數分鐘即覺手心、腳心發熱冒汗，並伸手給學生看，其中有一位任姓學生一摸

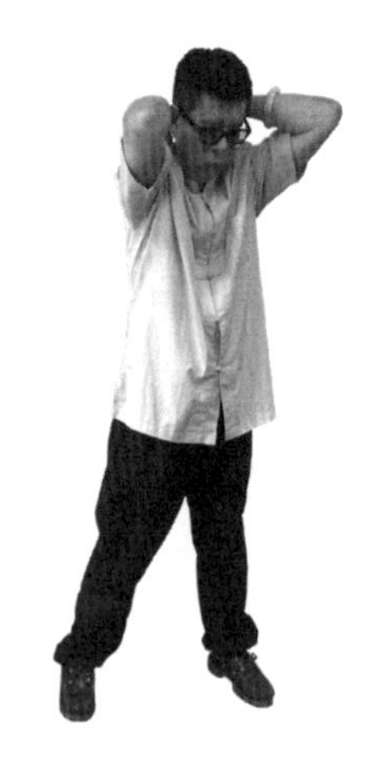

圖26　踵息功法

說，真的有汗哩，為什麼我沒有？結果雲翰子說：龍老師的「氣」由腳（湧泉穴）通至肩膀（肩井穴），你（任同學）的氣才到膝蓋（用天眼看出），上下沒有貫通，當然不會發熱冒汗。

練踵息功法有什麼好處呢？道家修練者常說：修得「三昧真火」，民間也常有人說：「人的頭上有一把火，肩上左右各有一把火，共有三把火。」身體好的人，火很大很旺，表示元氣很足；火很小，表示風燭殘年，性命堪虞，道教法師或開天眼者，都可看出。

練本功法，即可增強「三昧真火」，使身體元氣愈來愈旺，而呼吸的境界也大不相同。

第十二單元 鶴立功法（站功）

本功法與鶴息法有很大不同，鶴息法是坐式功法，主要以「頭」部為著眼點，鶴立功法為站式功法，主要以下半身為著眼點，練功動作分為三個階段，困難度較高，效果比較顯著，尤其對於下盤經脈，有疏通強化功能。

現代社會人們出則有「車」，無論是自行開車、騎機車、搭捷運、坐公車，往往為圖便利，

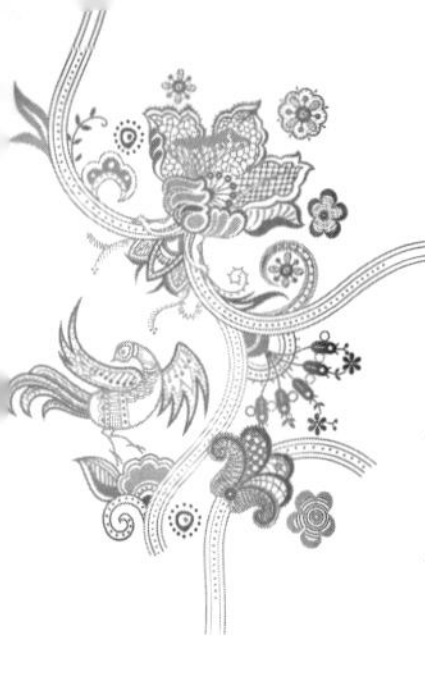

而懶得多走路，再加上較少運動，於是「腿」部愈來愈退化，如果遇上有糖尿病或患有「三高」（高血壓、高血脂、高血糖）的人，極易發生「腿」部病變，我哥哥即是一個例子：多年前因心肌梗塞而住院，並檢查出小腿血管堵塞，同時開刀，一做繞道手術，一做支架，常去醫院後始知，這方面的病患很多，如果有練「鶴立功法」，肯定不會腿部血管堵塞。（如圖27）

鶴立功法主要是鍛鍊腿部經脈，手、腳、呼吸都要配合，練時有如鶴立雞群，獨樹一幟，有助於打通陰蹻、陽蹻、陰維、陽維等下四脈，確保不致發生腿部病變，我們常見一些半身不遂的

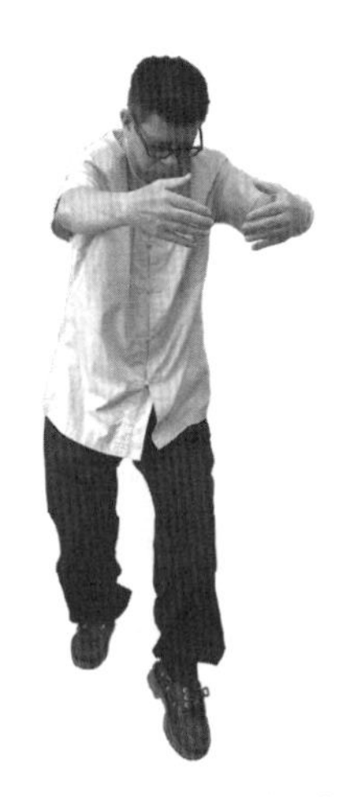

圖27　鶴立功法

人，走路一拐一拐的，主要即是腿部血管栓塞所導致，喜歡打麻將的人，要持別注意，再不趕快練鶴立功法，恐怕就來不及了，因為久坐不動是高危險群，我有朋友即因此而中風。

第十三單元　龍騰功法

本功法原名為「神龍擺尾」，其實「龍」擺尾的作用，就是要騰起，成語「龍騰虎躍」，形容的很有意象感，老虎縱身一躍，幾乎是它的看家本領，也是它的招牌身段。至於「龍」能夠由平面而立起騰空飛升，主要即靠尾部，所以龍的

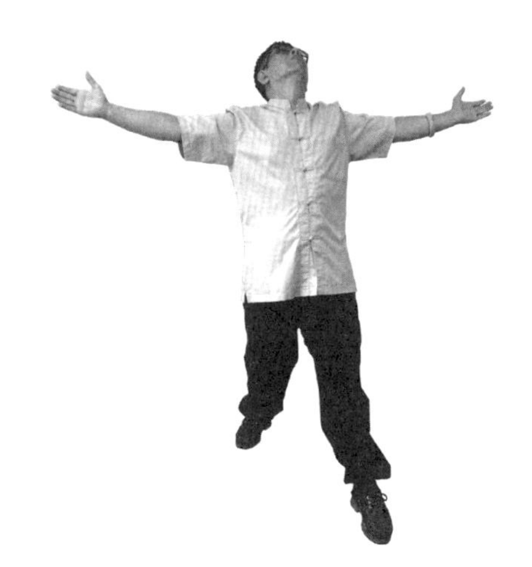

圖28　龍騰功法

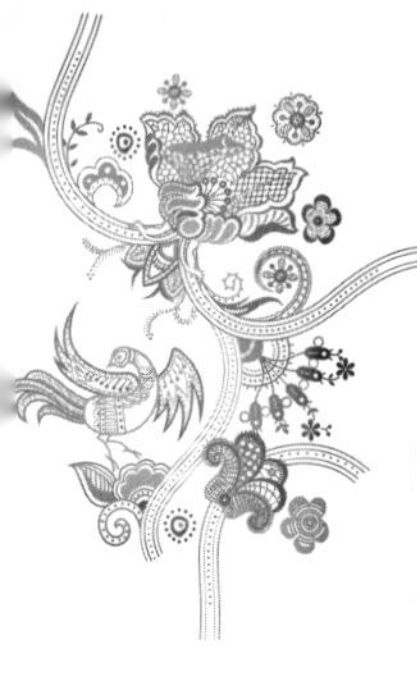

招牌形像，大部份為龍頭在上，龍尾在下，正要騰飛的架式。（如圖28）

本功法即類似「龍騰」的姿勢，又有點像划船的樣子，划過小船的人都知道，當雙槳齊動，小船即快速往前划行，其動力即是靠雙槳的力道。練此功法時，雙手得配合弓字腿，頭部也要由低抬高，一付「龍」抬頭的架式，屁股則往下縮，當雙手拽出去時，呼吸會感覺急速擴張，力道十分驚人，整個動作與龍騰的姿勢十分吻合，鍛鍊久了，會有意想不到的功效。

筆者多年前練此功法時，感覺胸、腹之間的膈膜，突然打開，呼吸之肺活量，高出平日若干倍，心裡瞬間有震撼的感受，為過去從未發生的特殊經驗，呼吸有如古時爐灶所用之鼓風機，吸氣量大，吐氣量也大，真是難以形容，有點類似老子所說：「天地之間，其猶橐籥乎？虛而不屈，動而愈出。」（道德經第五章）

本功法之神奇奧妙，真是不經一事，不長一智，希望讀者多多體驗，說不定還能開發出其他功能，再與大家分享。

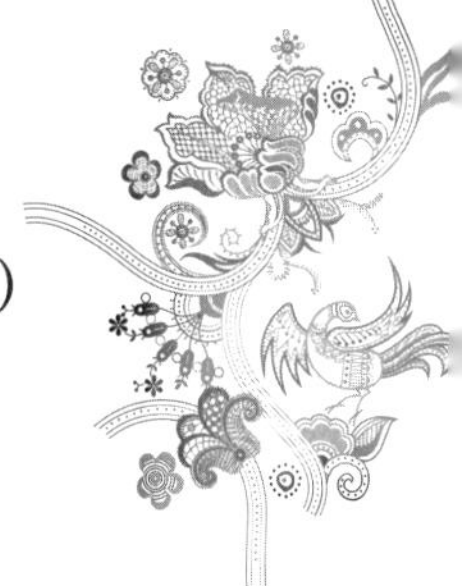

（五）房中術氣功

第十四單元　陰部功法

讀者如參閱前文「天下至道談」及「合陰陽」，對於「房中術」的介紹及「理論」，應有一定之認識，在此不多贅言，僅就「實務」部份，予以說明。

據報載2011年奧地利首都維也納有一位女士開辦一所「應用性學學院」，課程內容有性愛體位、愛撫技巧及人體結構等，一期費用1400英鎊（約台幣6萬6千元），號稱全球首創。

其實早在二千多年前，戰國時代有一位叫嫪（ㄌㄠˋ）毐（ㄞˇ）的人，據傳就曾開班傳授「房中術」，理論與實務都有，因而聲名大躁，秦始皇母后因寡居而納為「男寵」，命秦始皇（十三歲方登基，實為太后作主）封嫪毐為長信侯。所以「房中術」在我國已有悠久的歷史，歷代以來，都有專人傳授，不過大多隱而不顯。

本單元之陰部功法，主要是針對男子陰部

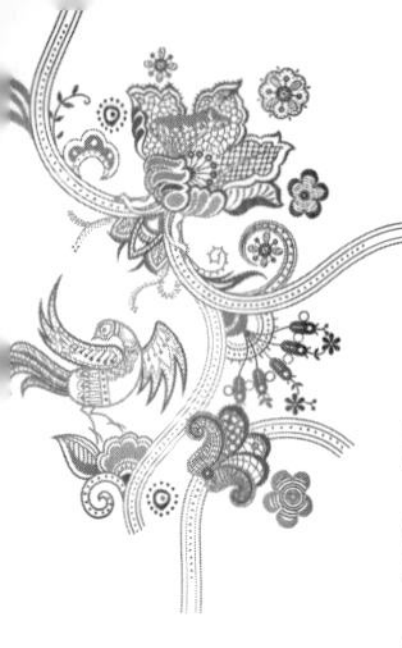

的鍛鍊，一般人通常所做的運動，大多是手腳四肢方面，很少練到下部，本功法是「針對性」鍛鍊，從陰莖、龜頭、會陰、卵蛋等都要配合氣功，使陰部氣血強化，尤其是中老年人，因長期不鍛鍊，易使陰莖部位軟弱無力，形成「陽痿」症狀，吃藥、打針，沒什麼效果，只有靠練功，才能重振雄風。

陰部功法可分為五部份：

①增長法

專門鍛鍊陰莖，使筋膜拉長，讀者如果對照陰莖解剖圖，即可看出外露的陰莖，大約是整體的一半（50%），年輕時氣血旺盛，膨脹時最長可達八成（80%），中、老年時氣血不足，可能只達三至五成（30%－50%），在陰莖海棉體內，含有陰莖筋膜、陰莖動脈、靜脈及神經，年老體衰則陰莖動脈血氣不足，就會筋縮陽痿，補救之法，最好多練本功法，可使氣入筋膜及動脈、靜脈，做愛時氣血膨脹，會使陰莖變長，恢復到年輕時的狀態。

②大頭法

專門鍛鍊龜頭部份，運用氣功手法，將氣灌入龜頭，使其逐漸變大，練此功法有時會連帶使陰囊也膨脹起來，表示「氣」真的有進入，實戰時就會顯現雄糾糾、氣昂昂，一付「抬頭挺胸」的架式。

③粗壯法

練此功法可將氣灌入陰莖筋膜，及陰莖海棉體，改善陰莖瘀血、陽痿現象，促使陰莖神經、動脈、靜脈血氣暢通，實際交戰時，就會感覺陰莖怎麼變得粗大了，許多學生都有這種反映，最主要的因素，就是「氣」、「血」，所以有陽痿的人士，需加強「氣」、「血」的鍛鍊，一定會獲得改善，讓您心滿意足。

④會陰功

「會陰」是任脈、督脈交會之處，攸關男子性能力，很重要的一個穴位，不論您的陰莖多長，龜頭多大，如果不能控制陰莖「持久」，行房時幾分鐘即「丟兵卸甲」、「一敗塗地」，女子是會不高興的。

性愛的學問很高深，技巧花樣也很多，但是大多數女子，不管這一套，只要求做愛時間久一些，如何能讓女子達到性高潮，這才是最重要的。因此，會陰功的鍛鍊，是非常有必要的基本功。

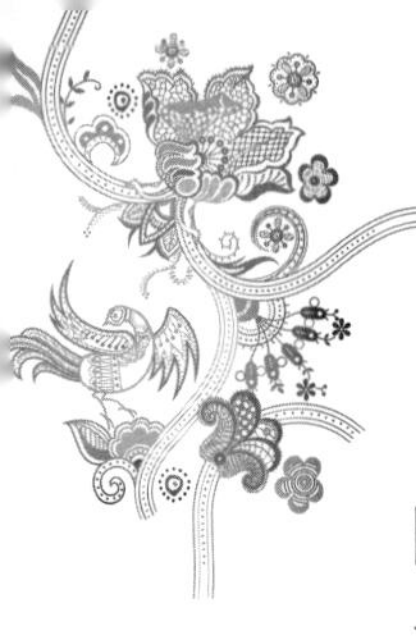

練本功法，主要目的是防止「早洩」，讓會陰來控制陰莖，不要輕易早洩，就好像在陰莖上加裝防水匣門，理論上不易說清楚，實務上一教即懂，只可意會，不可言傳，在行房時功用極大，平常一定要勤練，用時即知其重要性及受用無窮。

⑤壯陽功

本功法主要是配合氣功來鍛鍊「睪丸」（卵蛋），一般人很難想像，睪丸怎麼鍛鍊，基本上「睪丸」是很脆弱的一個器官，沒有老師的指導，不可以亂練。

練本功法，可使睪丸分泌「睪胴素」，平常多練可以強精壯陽，令人精力旺盛，行房後再練，可補充元氣，營衛己身，促進新陳代謝，為不可多之壯陽秘法。

第十五單元　持久功法

①閉洩法

房中術最重要的功夫，是在「持久」，持久的方法很多，最簡單有效的即是「閉洩法」，本法一教即會，不需花很多時間，即可得心應手。

本法的特點，是運用「點穴」的方式，立即「閉精」不洩，是在行房當中，一旦感覺「精門」蠢動，就要快速用手指點住「特殊」穴道，即可以「暫時」停住不洩，且可以反覆多次使用，就像行車當中，遇有狀況，即踩「剎車」，道理一樣，不過要算準「剎車」距離，速度慢，一「剎」即停，如果速度太快，就要提早剎車，否則恐怕就來不及因應，這是需要特別注意之處。

②固精功

本功法旨在強化「固精」功能，是運用「氣功」方式來「縮陰」，主要是鍛鍊「陰莖」及「睪丸」，練習時採用盤腿方式、立式、臥式均可，最好在晚上練功，效果較好。

本功法係「針對性」的特殊功法，不必吃藥，即可以「固精」，不過要持續鍛鍊，在行房時，即可發揮功效。

一般人只會「臨淵羨魚」，不知「退而結網」的重要，練功的目的，即是強化「器官」機能，不必羨慕別人功夫有多好，有為者，亦若是，希望不久的將來，您也是別人羨慕的對象。

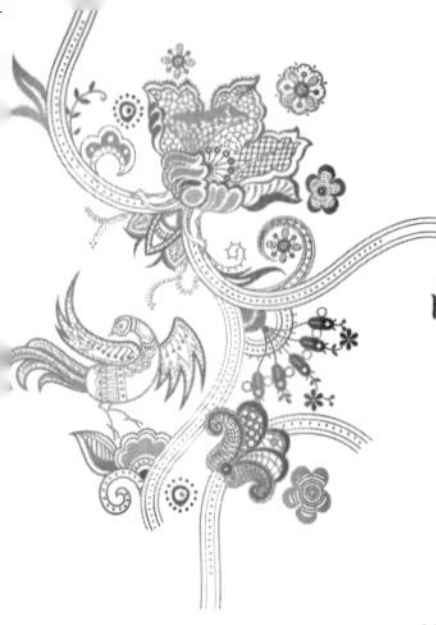

③鎖精功

本功法主要是以練氣功的方式，將氣導引至陰莖，動作較為複雜，因為手指，陰莖、頭部要配合吸氣、吐氣，而有上、下、鬆、緊等不同動作，效果保證一級棒。

曾有學生練過頭，行房時「金槍不倒」，時間太久，女伴求饒，仍無法使陰莖軟下來，最後用「冰塊」才化硬為軟，解除危機，也證明了本功法，不是普通的有效，而是有「驚人之舉」的強效。

第十六單元　六字訣法

本功法為道家丹鼎派最精華之壓箱絕活，常練可以延年益壽。其中最獨特的，除了動作之外，尚有「六字口訣」：「存、縮、抽、吸、閉、展」，並配有七言律詩以資解說。

茲摘錄「部份」詩句，以證明絕非虛構，而是確有其事。

例如：「命門之處是精根」、「手足須如鉗與鈎」、「益精補髓壯丹田」、「吸奪歸來賀萬春」、「萬兩黃金莫與人」，原文共有二十句，以上數句僅供參考，正式練時會全部公開，並作詳細說明。

第十七單元　八益功法

黃帝內經曾提及「七損八益」，但沒有具體說明，而「天下至道談」卻有詳盡描述，茲摘錄如下：

「治八益：

（一）旦起起坐，直脊，開尻，翕州，抑下之，曰治氣。

（二）飲食、垂尻、直脊、翕州，通氣焉，曰致沫。

（三）先戲兩樂，交欲為之，曰知時。

（四）為而軟脊，翕州，抑下之，曰蓄氣。

（五）為而勿亟勿數，出入和洽，曰和沫。

（六）出臥，令人起之，怒釋之，曰竊氣。

（七）幾已，內脊，毋動，翕氣，抑下之，靜身須之，曰待贏。

（八）已而灑之，怒而舍之，曰定傾。此謂「八益」。」

原文「理論上」非常精要，但一般人搞不

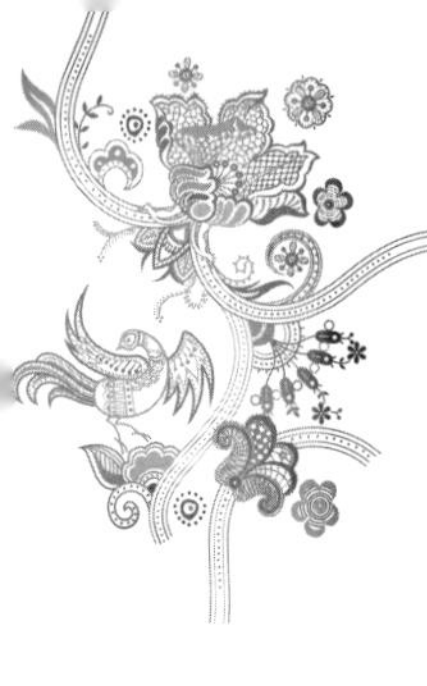

清楚，究竟應如何練法。因此，我們特別有開這方面課程，「理論」加上「實務」經驗，一講即懂，一學即會，其他就靠自己的努力，所謂「師父領進門，修練在個人」，至於原文如有看不懂之處，可參閱筆者之翻譯，詳見「天下至道談」一文。

第十八單元　十修功法

所謂「十修」：一曰致氣，二曰定味，三曰治節，四曰勞實，五曰必時，六曰通才，七曰微動，八曰待盈，九曰齊生，十曰息形。也是出自「天下至道談」一文。

十修功法為房中術最精華的部份，係從開始至結束，分階段、步驟，形成全套「一條龍」的作法，為「男子漢」必修的功法之一。

書上只談理論，實務上一定要由老師口授心傳，有些秘訣，一點即通，只能意會，不便言傳，欲明全貌，最好先看完「天下至道談」，即知古人之境界，有些是今人所不及，值得吾人效法。

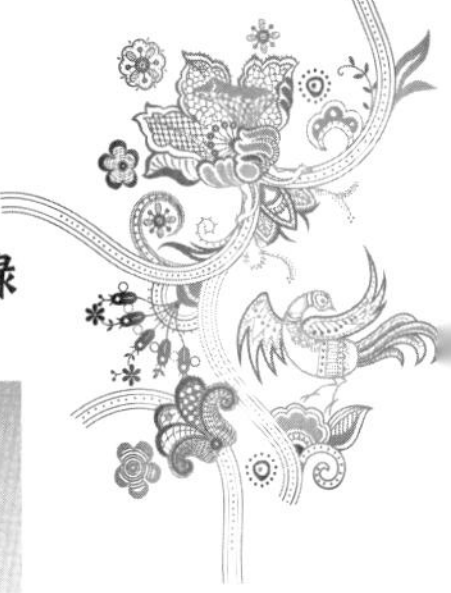

第五篇　附　錄

一、《黃帝內經》摘錄

(一)論人體的發育與生殖

帝曰：人年老而無子者，材力盡耶？將天數然？

岐伯曰：女子七歲，腎氣盛，齒更髮長；二七，而天癸至，任脈通，太衝脈盛，月事以時下，故有子；三七，腎氣平均，故真牙生而長極；四七，筋骨堅，髮長極，身體盛壯，五七，陽明衰，面始焦，髮始墮；六七，三陽脈衰于上，面皆焦，髮始白；七七，任脈虛，太衝脈衰，天癸竭，地道不通，故形壞而無子也。丈夫八歲，腎氣實，髮長齒更；二八，腎氣盛，天癸至，精氣溢瀉，陰陽和，故能有子；三八，腎氣平均，筋骨勁強，故真牙生而長極；四八，筋

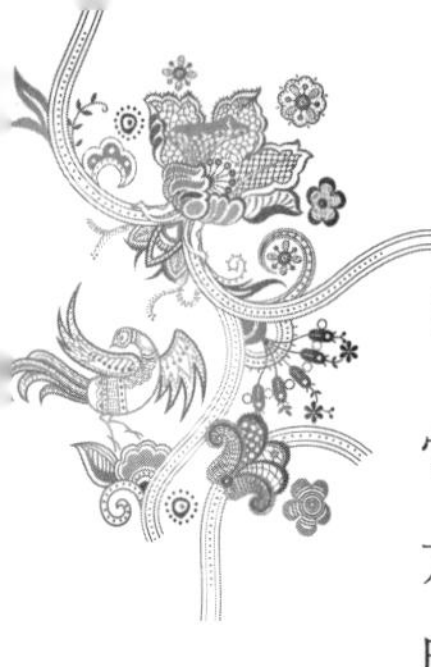

骨隆盛，肌肉滿壯；五八，腎氣衰，髮墮齒槁；六八，陽氣衰竭于上，面焦，髮鬢頒白，七八，肝氣衰，筋不能動；八八，天癸竭，精少，腎臟衰，形體皆極，則齒髮去。腎者主水，受五臟六腑之精而藏之，故五臟盛，乃能瀉。今五藏皆衰，筋骨解墮，天癸盡矣。故髮鬢白，身體重，行步不正，而無子耳。

帝曰：有其年已老而有子者，何也？

岐伯曰：此其天壽過度，氣脈常通，而腎氣有餘也。此雖有子，男不過盡八八，女不過盡七七，而天地之精氣皆竭矣。

帝曰：夫道者，年皆百數，能有子乎？

岐伯曰：夫道者，能卻老全形，身年雖壽，能生子也。(《黃帝內經素問・上古天真論》)

（二）論性生活的損益

上古之人，其知道者，法于陰陽，和于術數，食飲有節，起居有常，不妄作勞，故能形與神俱，而盡終其天年，度百歲乃去。今時之人不然也，以酒為漿，以妄為常，醉以入房，以欲竭其精，以耗散其真，不知持滿，不時御神，務快其心，逆于生樂，起居無節，故半百而衰也。

夫上古聖人之教下也，皆謂之：虛邪賊風，避之有時。恬惔虛無，真氣從之。精神內守，病安從來！是以志閑而少欲，心安而不懼，形勞而不倦，氣從以順，各從其欲，皆得所願。故美其食，任其服，樂其俗，高下不相慕，其民故曰樸。是以嗜欲不能勞其目，淫邪不能惑其心，愚、智、賢、不肖，不懼于物，故合于道。所以能年皆度百歲而動作不衰者，以其德全不危也。（《素問・上古天真論》）

岐伯曰：懮思傷心，重寒傷肺，忿怒傷肝。醉以入房，汗出當風傷脾，用力過度，若入房汗出，浴則傷腎。（《靈樞・邪氣臟病形篇》）

帝曰：調此二者奈何？岐伯曰：能知「七損八益」，則二者可調，不知用此，則早衰之節也。年四十，而陰氣自半也，起居衰矣；年五十，體重，耳目不聰明矣；年六十，陰痿，氣大衰，九竅不利，下虛上實，涕泣俱出矣。故曰：知之則強，不知則老，故同出而名異耳。智者察同，愚者察異，愚者不足，智者有餘，有餘則耳目聰明，身體輕強，老者復壯，壯者益治。是以聖人為無為之事，樂恬惔之能，從欲快志于虛無之守，故壽命無窮，與天地終，此聖人之治身

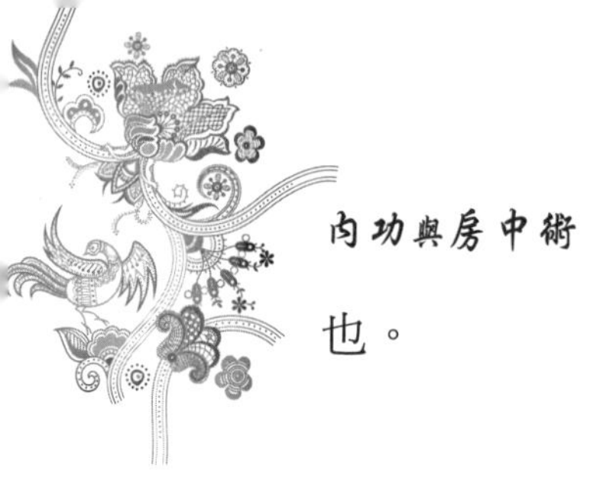

也。

二、《神仙傳》彭祖

彭祖者，姓籛，名鏗，帝顓頊之玄孫，至殷末世，年七百六十歲而不衰老。少好恬靜，不恤世務，不營名譽，不飾車服，唯以養生治身為事。殷王聞之，拜為大夫，常稱疾閒居，不與政事。善於補養導引之術，並服水桂、雲母粉、麋鹿角，常有少容。然其性沉重，終不自言有道，亦不作詭惑變化鬼怪之事，窈然無為。時乃遊行，人莫知其所詣，伺候之，竟不見也。有車馬而不常乘，或數百日，或數十日，不持資糧，還家則衣食與人無異。常閉氣內息，從平旦至日中，乃危坐拭目，摩搦身體，舐唇咽唾，服氣數十，乃起行言笑如故。其體中或有疲倦不安，便導引閉氣，以攻其患，心存其身頭面、九竅、五臟、四肢，至於毛髮，皆令其存覺，其氣行體中，起於鼻口中，達十指末，尋即平和也。

王自詣問訊，不告之。致遺珍玩，前後數萬，彭祖皆受之，以恤貧賤，略無所留。又有采女者，亦少得道，知養形之方，年二百七十歲，視之年如十五六。王奉事之於掖庭，為立華屋紫閣，飾以金玉。乃令采女乘輕軿而往問道於彭祖，采女再拜，請問延年益壽之法。

彭祖曰：「欲舉形登天，上補仙官者，當用金丹，此元君太一所服，白日昇天也。然此道至大，非君王所為。其次當愛精養神，服餌至藥，可以長生，但不能役使鬼神，乘虛飛行耳。不知交接之道，雖服藥無益也。采女，能養陰陽者也，陰陽之意，可推而得，但不思之耳，何足枉問耶！僕遺腹而生，三歲失母，遇犬戎之亂，流離西域，百有餘年。加以少怙，喪四十九妻，失五十四子，數遭憂患，和氣折傷，令肌膚不澤，榮衛焦枯，恐不得度世。所聞素又淺薄，不足宣傳。今大宛山中，有青精先生者，傳言千歲，色如童子，行步一日五百里，能終歲不食，亦能一日九餐，真可問也。」

采女曰：「敢問青精先生所謂何仙人也？」

彭祖曰：「得道者耳，非仙人也。仙人者，或竦身入雲，無翅而飛；或駕龍乘雲，上造太堦；或化為鳥獸，浮遊青雲，或潛行江海，翱翔名山；或食元氣；或茹芝草；或出入人間，則不可識；或隱其身草野之間，面生異骨，體有奇

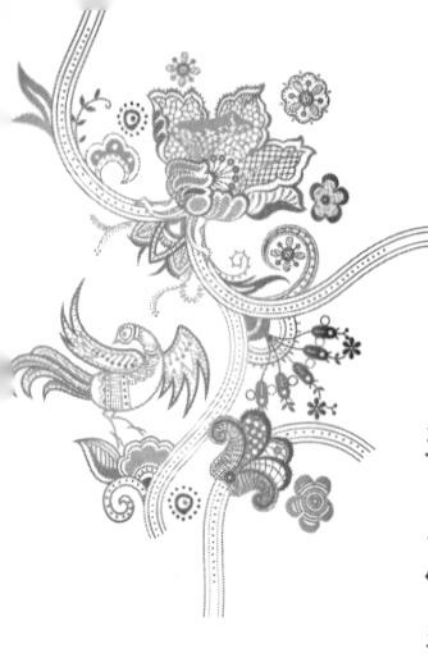

毛，戀好深僻，不交流俗。然有此等，雖有不亡之壽，皆去人情，離榮樂，有若雀之化蛤，雉之為蜃，失其本真，更守異氣，今之愚心未之願也。人道當食甘旨，服輕麗，通陰陽，處官秩，耳目聰明，骨節堅強，顏色和澤，老而不衰，延年久視，長在世間，寒溫風濕不能傷，鬼神眾精莫敢犯，五兵百蟲不能近，憂喜毀譽不為累，乃可貴耳。

人之受氣，雖不知方術，但養之得宜，當至百二十歲，不及此者，皆傷之也。小復曉道，可得二百四十歲；能加之，可至四百八十歲；盡其理者，可以不死，但不成仙人耳。養壽之道，但莫傷之而已。夫冬溫夏涼，不失四時之和，所以適身也；美色淑姿，幽閒娛樂，不致思欲之惑，所以通神也；車服威儀，知足無求，所以一其志也；八音五色，以玩視聽，所以導心也。凡此皆以養壽，而不能斟酌之者，反以速患。古之至人，恐下才之子未識事宜，流遁不還，故絕其源也，故有『上士別床，中士異被，服藥千裹，不如獨臥。』『五色令人目盲，五味令人口爽。』苟能節宣其宜適，抑揚其通塞者，不減年筭，而得其益。凡此之類，譬猶水火，用之過當，反為害耳。人不知其經脈損傷，血氣不足，內理空疏，髓腦不實，體已先病，故為外物所犯，因風寒酒色以發之耳。若本充實，豈當病耶！凡遠思強記傷人，憂恚悲哀傷人，喜樂過差傷人，忿怒不解傷人，汲汲所願傷人，戚戚所患傷人，寒暖失節傷人，陰陽不順傷人，所傷人者甚眾，而獨責於房室，不亦惑哉！

男女相成，猶天地相生也，所以導養神氣，使人不失其和。天地得交接之道，故無終竟之限；人失交接之道，故有殘折之期。能避眾傷之事，得陰陽之術，則不死之道也。天地晝離而夜合，一歲三百六十交，而精氣和合者有四，故能生育萬物，不知窮極。人能則之，可以長存。次有服氣，得其道，則邪氣不得入，治身之本要也。其餘吐納、導引之術，及念體中萬神，有含影、守形之事一千七百餘條，及四時首向，責己謝過，臥起早晏之法，皆非真道，可以教初學者以正其心耳。愛精養體，服氣鍊形，萬神自守。其不然者，則榮衛枯瘁，萬神自逝，非思念所留者也。愚人為道，不務其本，而逐其末，告以至言，又不能信。見約要之書，謂之輕淺，而晝夕伏誦，觀夫《太清北神中經》之屬，以此疲勞至

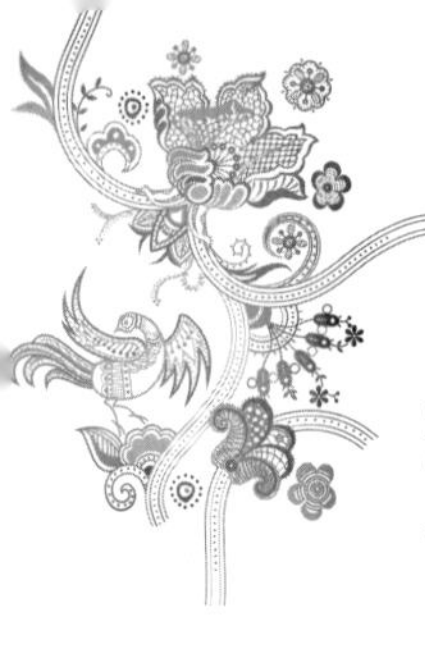

死，無益也，不亦悲哉！又人苦多事，又少能棄世獨住，山居穴處者，以順道教之，終不能行，是非仁人之意也。但知房中之道、閉氣之術，節思慮，適飲食，則得道矣。吾先師初著《九都》、《節解》、《韜形》、《隱遁》、《無為》、《開明》、《四極》、《九室》諸經萬三千首，為以示始涉門庭者耳。」

三、《史記》扁鵲列傳

扁鵲者，勃海郡鄭人也，姓秦氏，名越人。少時為人舍長。舍客長桑君過，扁鵲獨奇之，常謹遇之。長桑君亦知扁鵲非常人也。出入十餘年，乃呼扁鵲私坐，間與語曰：「我有禁方，年老，欲傳與公，公毋泄。」扁鵲曰：「敬諾。」乃出其懷中藥予扁鵲：「飲是以上池之水，三十日當知物矣。」乃悉取其禁方書盡與扁鵲。忽然不見，殆非人也。扁鵲以其言飲藥三十日，視見垣一方人。以此視病，盡見五臟癥結，特以診脈為名耳。為醫或在齊，或在趙。在趙者名扁鵲。

當晉昭公時，諸大夫彊而公族弱，趙簡子為大夫，專國事。簡子疾，五日不知人，大夫皆懼，於是召扁鵲。扁鵲入視病，出，董安于問扁鵲，扁鵲曰：「血脈治也，而何怪！昔秦穆公嘗如此，七日而寤。寤之日，告公孫支與子輿曰：『我之帝所甚樂。吾所以久者，適有所學也。』帝告我：『晉國且大亂，五世不安。其後將霸，未老而死。霸者之子且令而國男女無別。』公孫支書而藏之，秦策於是出。夫獻公之亂，文公之霸，而襄公敗秦師於殽而歸縱淫，此子之所聞。今主君之病與之同，不出三日必間，間必有言也。」

居二日半，簡子寤，語諸大夫曰：「我之帝所甚樂，與百神遊於鈞天，廣樂九奏萬舞，不類三代之樂，其聲動心。有一熊欲援我，帝命我射之，中熊，熊死。有羆來，我又射之，中羆，羆死。帝甚喜，賜我二笥，皆有副。吾見兒在帝側，帝屬我一翟犬，曰：『及而子之壯也以賜之。』帝告我：『晉國且世衰，七世而亡。嬴姓將大敗周人於范魁之西，而亦不能有也。』」董安于受言，書而藏之。以扁鵲言告簡子，簡子賜扁鵲田四萬畝。

其後扁鵲過虢。虢太子死，扁鵲至虢宮門下，問中庶子喜方者曰：「太子何病，國中治穰

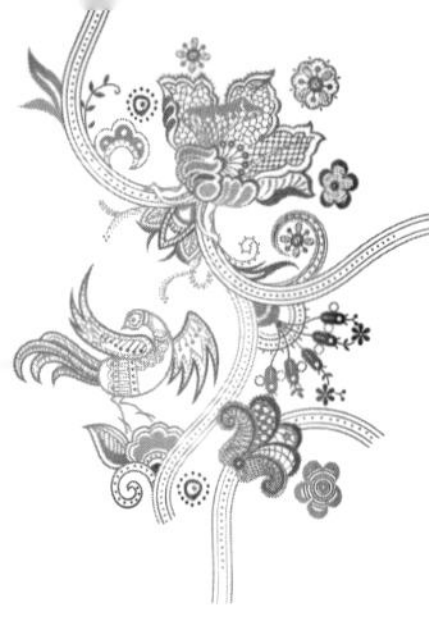

過於眾事？」中庶子曰：「太子病血氣不時，交錯而不得泄，暴發於外，則為中害。精神不能止邪氣，邪氣畜積而不得泄，是以陽緩而陰急，故暴蹷而死。」扁鵲曰：「其死何如時？」曰：「雞鳴至今。」曰：「收乎？」曰：「未也，其死未能半日也。」「言臣齊勃海秦越人也，家在於鄭，未嘗得望精光侍謁於前也。聞太子不幸而死，臣能生之。」中庶子曰：「先生得無誕之乎？何以言太子可生也！臣聞上古之時，醫有俞跗，治病不以湯液醴灑，鑱石撟引，案抏毒熨，一撥見病之應，因五臟之輸，乃割皮解肌，訣脈結筋，搦髓腦，揲荒爪幕，湔浣腸胃，漱滌五臟，練精易形。先生之方能若是，則太子可生也；不能若是而欲生之，曾不可以告咳嬰之兒。」終日，扁鵲仰天歎曰：「夫子之為方也，若以管窺天，以郄視文。越人之為方也，不待切脈望色聽聲寫形，言病之所在。聞病之陽，論得其陰；聞病之陰，論得其陽。病應見於大表，不出千里，決者至眾，不可曲止也。子以吾言為不誠，試入診太子，當聞其耳鳴而鼻張，循其兩股以至於陰，當尚溫也。」

中庶子聞扁鵲言，目眩然而不瞚，舌撟然而

不下，乃以扁鵲言入報虢君。虢君聞之大驚，出見扁鵲於中闕，曰：「竊聞高義之日久矣，然未嘗得拜謁於前也。先生過小國，幸而舉之，偏國寡臣幸甚。有先生則活，無先生則棄捐填溝壑，長終而不得反。」言未卒，因噓唏服臆，魂精泄橫，流涕長潸，忽忽承睞，悲不能自止，容貌變更。扁鵲曰：「若太子病，所謂『尸蹷』者也。夫以陽入陰中，動胃繵緣，中經維絡，別下於三焦、膀胱，是以陽脈下遂，陰脈上爭，會氣閉而不通，陰上而陽內行，下內鼓而不起，上外絕而不為使，上有絕陽之絡，下有破陰之紐，破陰絕陽，色廢脈亂，故形靜如死狀，太子未死也。夫以陽入陰支蘭藏者生，以陰入陽支蘭藏者死。凡此數事，皆五臟蹷中之時暴作也。良工取之，拙者疑殆。」

扁鵲乃使弟子子陽厲鍼砥石，以取外三陽五會。有間，太子蘇。乃使子豹為五分之熨，以八減之齊和煮之，以更熨兩脅下。太子起坐。更適陰陽，但服湯二旬而復故。故天下盡以扁鵲為能生死人。扁鵲曰：「越人非能生死人也，此自當生者，越人能使之起耳。」

扁鵲過齊，齊桓侯客之。入朝見，曰：「君

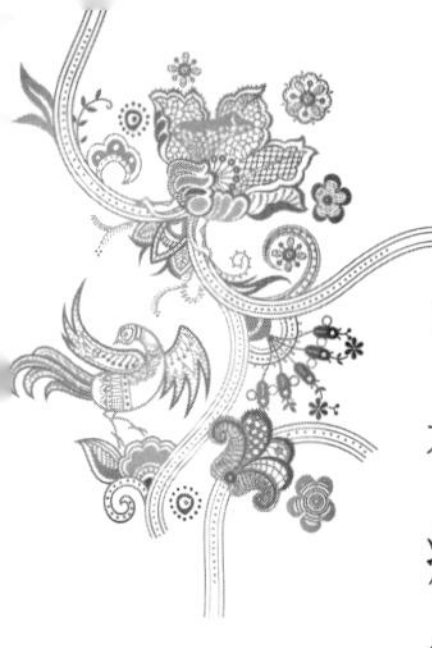

有疾在腠理，不治將深。」桓侯曰：「寡人無疾。」扁鵲出，桓侯謂左右曰：「醫之好利也，欲以不疾者為功。」後五日，扁鵲復見，曰：「君有疾在血脈，不治恐深。」桓侯曰：「寡人無疾。」扁鵲出，桓侯不悅。後五日，扁鵲復見，曰：「君有疾在腸胃間，不治將深。」桓侯不應。扁鵲出，桓侯不悅。後五日，扁鵲復見，望見桓侯而退走。桓侯使人問其故。扁鵲曰：「疾之居腠理也，湯熨之所及也；在血脈，鍼石之所及也；其在腸胃，酒醪之所及也；其在骨髓，雖司命無奈之何。今在骨髓，臣是以無請也。」後五日，桓侯體病，使人召扁鵲，扁鵲已逃去。桓侯遂死。

使聖人預知微，能使良醫得蚤從事，則疾可已，身可活也。人之所病，病疾多；而醫之所病，病道少。故病有六不治：驕恣不論於理，一不治也；輕身重財，二不治也；衣食不能適，三不治也；陰陽并，臟氣不定，四不治也；形羸不能服藥，五不治也；信巫不信醫，六不治也。有此一者，則重難治也。

扁鵲名聞天下。過邯鄲，聞貴婦人，即為帶下醫；過雒陽，聞周人愛老人，即為耳目痹醫；

來入咸陽，聞秦人愛小兒，即為小兒醫：隨俗為變。秦太醫令李醯自知伎不如扁鵲也，使人刺殺之。至今天下言脈者，由扁鵲也。

四、《抱朴子》論長生不老

《抱朴子》葛洪曰：服藥雖為長生之本，若能兼行氣者，其益甚速。若不能得藥，但行氣而盡其理者，亦得數百歲。然又宜知房中之術。所以爾者，不知陰陽之術，屢為勞損，則行氣難得力也。(《至理》)

凡養生者，欲令多聞而體要，博見而善擇，偏修一事，不足必賴也。又患好生之徒，各仗其所長。知玄素之術者，則曰：唯房中之術，可以度世矣；明吐納之道者，則曰：唯行氣可以延年矣；知屈伸之法者，則曰：唯導引可以難老矣；知草本之方者，則曰：唯藥餌可以無窮矣。學道之不成，就由乎偏枯之若此也。(《微旨》)

或曰：聞房中之事，能盡其道者，可單行致神仙，並可以移災解罪，轉禍為福，居室高遷，商賈倍利，信乎？

《抱朴子》曰：此皆巫書妖妄過差之言，

由于好事增加潤色，至令失實。或亦姦偽造作，虛妄以欺誑世人，隱藏端緒，以求奉事，招集弟子，以規世利耳。

夫陰陽之術，高可以治小疾，次可以免虛耗而已，其理自有極，安能致神仙而却禍致福乎？人不可以陰陽不交，坐致疾患。若欲縱情恣慾，不能節宣，則伐年命。善其術者則能却走馬以補腦，還陰丹于朱腸，采玉液于金池，引三五于華梁，令人老有美色，終其所稟之天年。而欲人聞黃帝以千二百女昇天，便謂黃帝單以此事致長生，而不知黃帝于荊山之下，鼎湖之上，飛九丹成，乃乘龍登天也。黃帝自可有千二百女耳，而非單行之所由也。

凡服藥千種，三牲之養，而不知房中之術，亦無所益也。是以古人恐人輕恣情性，故美為之說，亦不可盡信也。玄素諭之水火，水火煞人而又生人，在于能用與不能耳。大多知其要法，御女多多益善，如不知其道而用之，一兩人足以速死耳。彭祖之法，最其要者。其他經都煩勞難行，而其為益，不必如其書，人少有能為之者。口訣亦有數千言耳，不知之者，雖服百藥，猶不能得長生也。(《微旨》)

房中之法十餘家，或以補救傷損，或以攻治眾病，或以採陰益陽，或以增年延壽，其大要在于還精補腦之一事耳。此法乃真人口口相傳，本不書也。雖服名藥，而復不知此要，亦不得長生也。人復不可都絕陰陽，陰陽不交，則坐致壅閼之病，故幽閉怨曠，多病而不壽也。任情肆意，又損年命。唯有得其節宣之和，可以不損。若不得口訣之術，萬無一人為之而不以此自傷煞者也。玄、素、子都、容成公、彭祖之屬，蓋載粗事，終不以至要者著于紙上者也。志求不死者，以勤行求之。余承師鄭君之言，故記以示將來之信道者，非臆斷之談也。余實復未盡其訣矣，一塗之道士，或欲專守交接之術以規神仙，而不作金丹之大藥，此愚之甚矣。(《釋滯》)

或問曰：所謂傷之者，豈非淫欲之間乎？

《抱朴子》曰：亦何獨斯哉？然長生之要，在乎房中之道。上士知之，可以延年除病，其次不以自伐者也。若年少尚壯而知房中，服陰丹以補腦，採玉液于長谷者，不服藥物，亦不失三百歲也。但不得仙耳！不得其術者，古人方之于冰盃盛湯，羽苞之蓄火也。(《極言》)

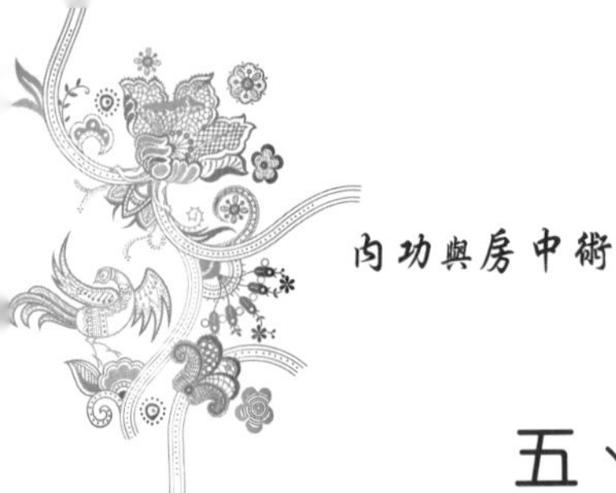

五、孫思邈《房中補益》

論曰：人年四十已下，多有放恣。四十已上，即頓覺氣力一時衰退。衰退既至，眾病蜂起，久而不治，遂至不救。所以彭祖曰：以人療人，真得其真。故年至四十，須識房中之術。夫房中術者，其道甚近，而人莫能行其法。一夜御十女，閉固而已，此房中之術畢矣。兼之藥餌，四時勿絕，則氣力百倍，而智慧日新。然此方之作也，非欲務于淫佚，苟求快意，務存節欲，以廣養生也。非苟欲強身力，幸女色以縱情，意在補益以遣疾也。此房中之微旨也。

是以人年四十已下即服房中之藥者，皆所以速禍，慎之！慎之！故年未滿四十者，不足與論房中之事。貪心未止，兼餌補藥，倍力行房，不過半年，精髓枯竭，唯向死近，少年極須慎之。人年四十已上，常服練乳散不絕，可以不老，又餌雲母，足以癒疾延年。人年四十已上，勿服瀉藥，常餌補藥大佳。

凡御女之道，不欲令氣未感動，陽氣微弱即以交合，必須先徐徐嬉戲，使神和意感良久，乃可令得陰氣，陰氣推之，須臾自強。所謂弱而內迎，堅急出之。進退欲令疎遲，情動而止。不可高自投擲，顛倒五臟，傷絕精脈，生致百病，但數交而慎密者，諸病皆癒，年壽日益，去仙不遠矣，不必九一三五之數也。能百接而不施瀉者，長生矣。若御女多者可採氣，採氣之道可深接勿動，使良久氣上面熱，以口相當，引取女氣而吞之，可踈進退，意動便止。緩息眠目，偃臥導引，身體更強。陽道法火，陰家法水，水能制火，陰亦消陽，久用不止，陰氣逾陽，陽則轉損，所得不補所失。凡精少則病，精盡則死，不可不思，不可不慎。數交而一瀉，精氣隨長，不能使人虛也。若不數交，交而即瀉，則不得益；瀉之精氣自然生長，但遲微，不如數交接不瀉之速也。

凡人習交合之時，常以鼻多內氣，口微吐氣，自然益矣。交會畢，蒸熱，是得氣也，以菖蒲末三分、白梁粉傅摩令燥，既使強盛，又濕瘡不生也。凡欲施瀉者，當閉口張目，閉氣握固兩手，左右上下縮鼻取氣，又縮下部及吸腹，小偃脊膂，急以左手中兩指抑屏翳穴，長吐氣並啄齒千遍，則精上補腦，使人長生。若精妄出，則損

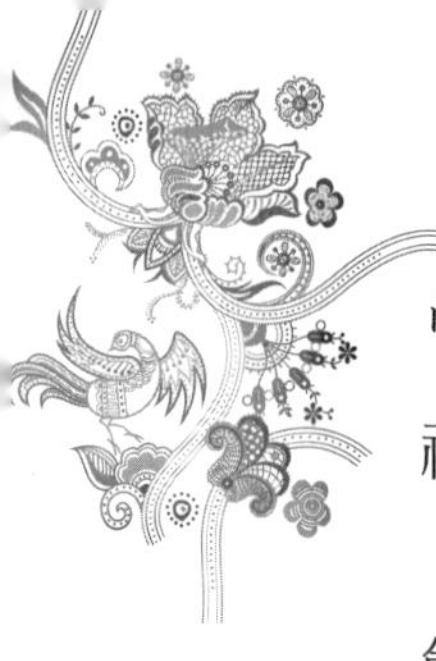

神也。

《仙經》曰：令人長生不老，先與女戲，飲玉漿。玉漿，口中津也。使男女感動，以左手握持，思存丹田，中有赤氣，內黃外白，變為日月，徘徊丹田中，俱入泥垣。兩半合成一團，閉氣深內勿出入，但上下徐徐咽氣，情動欲出，急退之，此非上士有智者不能行也。其丹田在臍下三寸，泥垣者，在頭中對兩目直入內，思作日月，想合徑三寸許，兩半放形而一，謂日月相翕者也。雖出入，仍思念所作者勿廢，佳也。

又曰：男女俱仙之道，深內勿動精，思臍中赤色大如雞子形，乃徐徐出入，情動乃退，一日一夕可數十為定，令人益壽，男女各息，意其存思之，可猛念之。

御女之法，能一月再泄，歲二十四泄，皆得二百歲。有顏色，無疾病。若加以藥，則可長生也。人年二十者，四日一泄；三十者，八日一泄；四十者，十六日一泄；五十者，二十日一泄；六十者，閉精勿泄，若體力猶壯者，一月一泄。凡人氣力自有強盛過人者，亦不可抑忍，久而不泄，致生癰疽。若年過六十，而有數旬不得交合，意中平平者，自可閉固也。昔貞觀初，有一野老，年七十餘，詣余云：數日來陽氣益盛，思與家嫗晝寢，春事皆成，未知垂老有此，為善惡也？余答之曰：是大不祥。子獨不聞膏火乎？膏火之將竭也，必先暗而後明，明止則滅。今足下年邁桑榆，久當閉精息欲，茲忽春情萌發，豈非反常耶？竊謂足下慢之，子其勉歟！後四旬發病而死，此其不慎之效也。如斯之輩非一，且疏一人，以勗將來也。所以，善攝生者，凡覺陽事輒盛，必謹而抑之，不可縱心竭意以自賊也。若一度制得，則一度火滅，一度增油。若不能制，縱情施瀉，即是膏火將滅，更去其油，可不深自

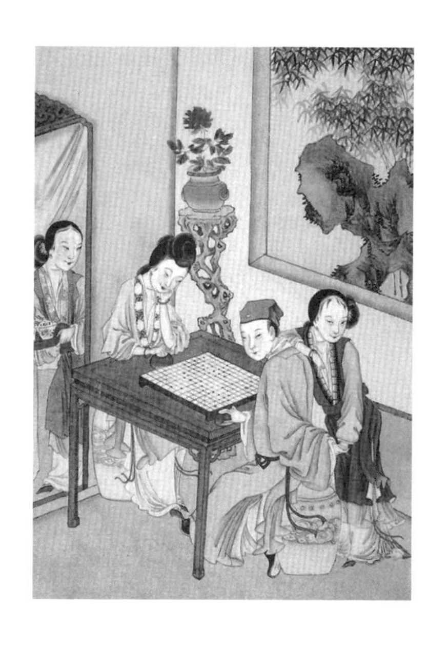

防？所患人少年時不知道，知道亦不能信行之，至老乃知道，便以晚矣，病難養也。晚而自保，猶得延年益壽。若年少壯而能行道者，得仙速矣。或曰：年未六十，當閉精守一，為可爾否？曰：不然。男不可無女，女不可無男。無女則意動，意動則神勞，神勞則損壽。若念真正無可思者，則大佳長生也，然而萬無一有。抑鬱閉之，難持易失，使人漏精尿濁，以致鬼交之病，損一而當百也。

御女之法，交會者當避丙丁日，及弦望晦朔，大風大雨，大寒大暑，雷電霹靂，天地晦冥，日月薄蝕，虹蜺地動，競若御女者則損，人神不吉，損男百倍，令女得病，有子必癲痴頑愚，瘖瘂聾聵、攣破盲眇、多病短壽、不孝不仁。又避日月星辰、火光之下，神廟佛寺之中，并灶圊廁之側，塚墓屍柩之傍，皆悉不可。夫交合如法，則有福德，大智善人，降託胎中，仍令性行調順，所作和合，家道日隆，祥瑞競集。若不如法，則有薄福愚痴惡人來託胎中，仍令父母性行凶險，所作不成，家道日否，殃咎屢至，雖生成長，家國滅亡。夫禍福之應，有如影響，此乃必然之理，可不再思之？

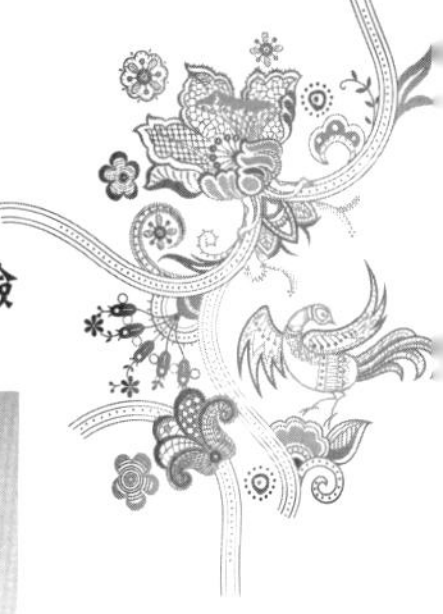

第六篇　我的靈異體驗

筆者出生於台北市101大樓旁的「四四南村」，現為「眷村博物館」，大約三、四歲時遷至新建完成的「四四東村」，我家緊鄰「北醫」（台北醫學大學附設醫院），這裡的居家環境，比「南村」寬敞很多，有前庭後院，父親在後院圍牆邊搭了一個棚架，留了一半空地，種了葡萄樹，不久即結實纍纍，吃不完就釀葡萄酒，所以我四、五歲就開始喝酒，酸酸甜甜的味道很好喝，酒齡算起來很長，但是迄今沒有酒癮。

五歲時，就讀「信義國小」附設幼稚園，由於父親在「聯勤」某廠工作（後該廠遷走，重劃為「信義計劃區」），很早就上班，順便騎腳踏車，送我至學校，因此養成早起習慣，上學前都會至後院看葡萄，經常看到蜜蜂或蝴蝶，有一天看到太陽升起，陽光照在葡萄上，突發奇想，欲跟太陽比高下，就雙眼瞪著太陽，看著它逐漸昇起，陽光愈來愈強，就是不眨眼，直至父親喊我

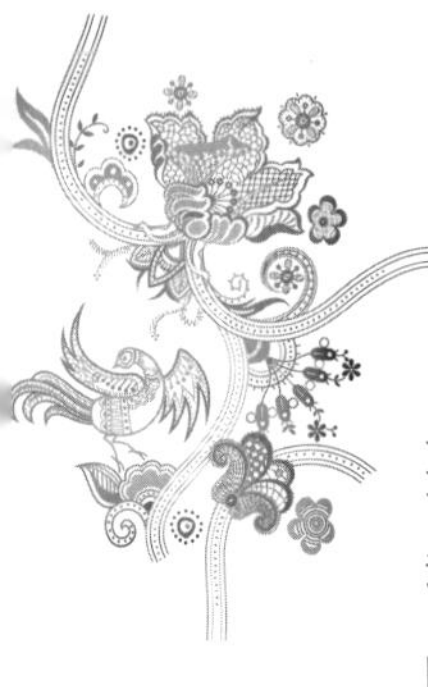

要出門了才罷休。經過一段時間，家人親友發現我的眼睛又圓、又大、又亮，跟其他兄弟的小眼睛有很明顯的差別。

長大後看到書上有採日、月精華的秘訣，才知道太陽、月亮的能量，對人體有滋補的功能，本書「十問」原文即有王期提到「必朝日月而翕其精光，可以澤漫有光」。小時候的無意舉動，冥冥中若合符節養生之道，竟然如此巧合。

不知是否因「葡萄」的緣故，棚架下竟然出現「蝙蝠」，而且愈來愈多，近距離的接觸，覺得好奇怪，為什麼「它」總是倒吊著睡覺，平日總是「晝伏夜出」，也不會攻擊人，就保持著和平相處。

六歲時，有一天我踩著櫈子，往牆外的「北醫」操場上看，那時還沒蓋醫院，地上長著一尺高的青草，竟然發現草叢裡有一個「小」人，騎著「小馬」，也不過一、兩尺左右，好像在追逐什麼獵物，我揉揉眼睛，仔細再看，真的還在我眼前跑來跑去，我確定不是在做夢，立刻告知家人過來觀看，但是他們來看時已經不見了，還說我是不是眼花了。長大後曾看到書上有講到，「小人、小馬」是屬於「神靈」類異象，看到的

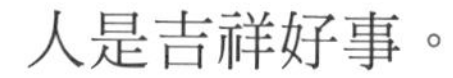

人是吉祥好事。

七歲時，有一天，聽到後院嗡嗡作響，我立刻又踩上櫈子，往牆外看，竟然發現一架雙鏍旋槳的直昇機，就降落在我家牆外的草地上，接著下來兩位「老外」（應是美軍），看到我還跟我說「哈囉」，我就跟他揮揮手，第一次這麼近距離的接觸直昇機，又看到這麼高大的巨人，好像「外星人」從天而降，真是很興奮，飛機可能機械故障，經過半小時左右修復後，即跟我揮揮手，就飛走了。

讀中學時，因為小學好玩，功課不是很好，被分發至「汐止」中學，在註冊前一天晚上，做了一個夢，好像「註冊」發生什麼問題，跟著老爸往返折騰了一天。結果第二天，真如夢境一樣，早上走路至基隆路坐公車，到松山車站搭火車，至汐止後還要走一段路，才能到學校，那個年代交通很不發達，等車、坐車，需要花很多時間，等到了學校，註冊時還要繳交很多文件，因為文件不齊，不准註冊，只得回台北市補辦好，再去註冊，結果忙到學校快下班，才辦妥入學手續，回程時我告訴父親，昨夜我做夢就看到這一幕了，父親不高興的說：為什麼不早講？我辯

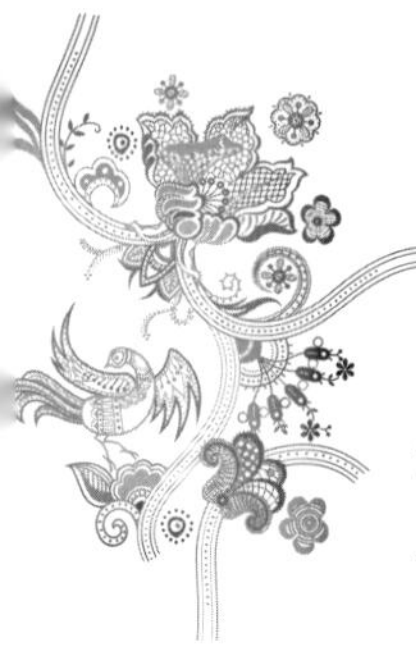

稱小孩子也看不懂要準備什麼文件，說了也是白說。

開學後，很快與同學打成一片，有一天在下課休息的十分鐘空檔，在三樓教室門口與同學玩遊戲，忘記什麼原因，被同學追逐，我快速的跑向走道盡頭，到時才發現是樓梯口，原來我居高臨下，樓下的階梯這麼深長，摔下去不死也半條命，由於衝力太大，臨時剎停已來不及，當我站在樓梯口，正往下傾斜的時候，突然看見一個白髮老人在一樓用雙手一揮，我竟然被一股無形力量彈回來，瞬間被「定」住了，後面有聽到同學大喊不要摔下去，接著追上來，拍了我一下，說你怎麼沒掉下去？我回過神說，好像有一個「老頭子」推了我一把，同學說應該向他致謝，結果到一樓也沒找到，問一樓的其他班同學，都說沒看到這麼「老」的人，學校也不可能有我形容這麼「老」的老師，大家一頭霧水，就回教室上課去了。

隔年發生「溺水事件」，回想起來，好像那個「老人」，就是「土地公」。話說我讀二年級時候，快要放暑假了，天氣很熱，有住汐止的同學提議去山上的瀑布處沖涼，我因未體驗過瀑布，即刻附和前去，結果五、六位同學，就利用午休時間，翹課至秀峰山慈航法師圓寂處，附近的一處瀑布去遊玩，沿途大家都很興奮，說說笑笑，好像跟郊遊一樣，到了那裡，脫了衣服就去沖涼，立刻暑氣全消，有同學提議入潭游泳，由於瀑布的沖刷，下方形成一個圓形的水潭，潭水很綠，深不見底，但是周邊有許多大岩石，我因為不會游泳，只能踩在岩石上走來走去，結果一不小心踩空，突然就往下墜落，嗆了一口水，心裡開始慌亂，不斷的雙手拍打，同學還以為我在玩花招，其實是在掙扎，想要張口呼叫，還沒出聲，水即灌入，漸漸的精疲力盡，肚子也喝了不少水，就頭下腳上的沉入水底，這時突然「靈魂出竅」，眼睛好像可以透視，看到水下光亮無比，一清二楚，我正奇怪沉在水裡的人，竟然是我，接著又發現一個「白髮老人」拉著我的手，往上升起，不久即不醒人事。

不知過了多久（大約二、三小時），我甦醒過來，全身無力的趴在大岩石上，同學驚呼總算醒了，問我感覺怎麼樣？我張口卻說不出話，吐了一口泥沙，接著用手挖嘴裡的泥沙，又向同學借水漱口，總算把嘴巴清乾淨了，同學說我「死

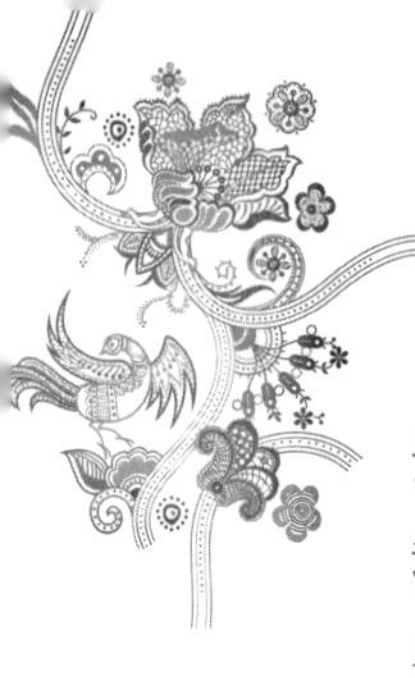

去活來」，太慶幸了。我說看到「白髮老人」將我拉起，同學說最會游泳的譚同學，下水找我，發現水太深、太黑，看不見也摸不著，最後好像是有人牽著他的手，將我拉起來。但是我只看到「白髮老人」，沒看到譚同學，他卻感覺到有「人」，卻看不到「白髮老人」，可見是「白髮老人」藉譚同學的手，救我一命。

現在又到了炎熱夏季「暑假期間」，我誠懇的呼籲青少年們，在玩水之餘，一定要注意「安全」，也提醒不慎「溺水」的施救者及家屬，千萬不要放棄以為「死亡」的溺水者，請繼續用三種方式來挽救：

①用高溫照射身體（用太陽光或紅外線燈均可），許多人溺水死亡是因為身體失溫，筆者被救起後曬太陽二、三小時才醒過來。

②盡速將肚內積水排出（含口內泥沙），我被救起後趴在大岩石上，頭下、腹上，嘴巴漸漸會流出積水，二、三小時後已無積水。

③最好將溺水者，全身推拿、按摩，使經絡疏通，氣血循環正常，有助於盡快甦醒，我的經驗是身體內部有「閉氣」功能，雖然是暈厥，但不是真死，我的肺部沒有積水，所以很快恢復正

常。

救人一命，勝造七層寶塔，善有善報，希望讀者將此訊息傳播出去，可以挽回一些溺水者的生命，說不定那一天獲救的正是您的子孫，請大家告訴大家，「生命誠可貴」，報上也常有「死人」從棺材裡復活的奇蹟，說明了一定也有被冤死的情況。

書歸正傳，當我恢復正常後，大夥一行就開心的打道回府，說也奇怪，半路上發現了一個很小的廟（無人管理，連桌椅都沒有），為何來時大家都沒看到，有同學提議，進廟裡拜一下吧，結果都同意，當我要上香時，突然驚呼，救我的「白髮老人」就是祂，同學說「祂」是「土地公」耶，那是我第一次知道世間真的是「有神」啊。（親眼所見，親身體驗，還有同學見證），接著抽了一個籤，七言詩句上，指明出去遊玩遭溺水而獲救，大夥都說怎麼這麼「靈」，真是不可思議。

這次「溺水事件」對我影響很大，也是我的人生轉捩點，因此十六歲即投筆從戎，離開家庭，遠赴左營，展開獨立生活，十七歲即進入「蛙人部隊」服役，最主要的因素之一，就是因

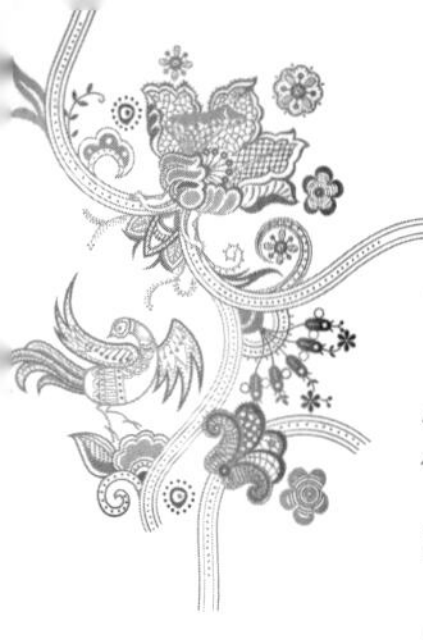

為不會游泳，而差點被淹死，在我幼小的心靈中，發誓一定要練就不會再「溺水」的高超本領，證之日後在「颱風」天受訓，不畏驚濤駭浪而勇往直前，我終於具備了翻江倒海的能力，也經過了大風大浪的考驗，上天給我這些歷練，相信是要我做一些事情來回報，我已經準備好了，請大家拭目以待。

自「爆破班」畢業後，生活上改善很多，本來在海軍士校及爆破班，睡覺都是通舖，進入「爆破隊」後是住在一樓睡小房間，最多四張床，最少一張，那時人員不足，大多數都在外出差，我入隊後分到二張床的房間，另外一人出差，只有我一人睡。第一天夜裡就發生「靈異」現象，半夜兩、三點時，突然被什麼「東西」壓住，我試著用手推，卻發現竟然動不了，張口要喊，卻無法出聲，眼睛睜得很大，卻看不到任何景象，我試著擺動身體及抬腳，都無法動彈，意識非常清楚，因為已經醒了，心裡也不害怕，由於受訓曾到過「覆鼎金」火葬場，摸過死人，根本也不怕鬼怪，心裡也想不透怎麼會發生這種事，掙扎了好一陣子，感覺那個無形的「東西」終於離我而去，立即起身開燈，沒有發現任何

「人」影，卻看到有一隻黑猫在窗口，隨即跳下逃走，我想不可能是「猫」在壓我。後來我跟老隊員談及此事，他說最近有一位同袍因公殉職，我剛好睡在那個「空」床位上，原來如此，事出必有因，知道這麼回事也就釋然了。

廿多年後，我在台中「大坑」（類似台北陽明山）買了一棟別墅，正在裝潢，有一天我獨自夜宿其處，也發生半夜「鬼魅」壓我的情形，經詢問一位退休的「老」鄰居，他說最近有小偷光顧我隔鄰醫師的居處，不慎由樓上掉下摔死（最高為4樓），可見這類無形「東西」所在多有，只是我們看不見而已。

搬進去後，感覺居家環境真的不錯，空氣清新，一早就有鳥兒在唱歌，夏天都不用開冷氣，而自然涼爽，由於院子有一百多坪，我就養了幾隻狗，有杜賓、獒犬、拉不拉多、大麥町及洛威那等，白天都很正常，但是半夜經常有聽到狗在「號」（ㄏㄠˊ），表示有「鬼魅」出現，有一天晚上大約九點多鐘，正在看電視，忽聞一隻小狗在側門，發出「嗯嗯」的聲音，通常這種聲音都是發現有「訪客」的訊號，但是大狗都沒叫，我即很懷疑的打開木門，隔著鐵門網窗，往外看沒

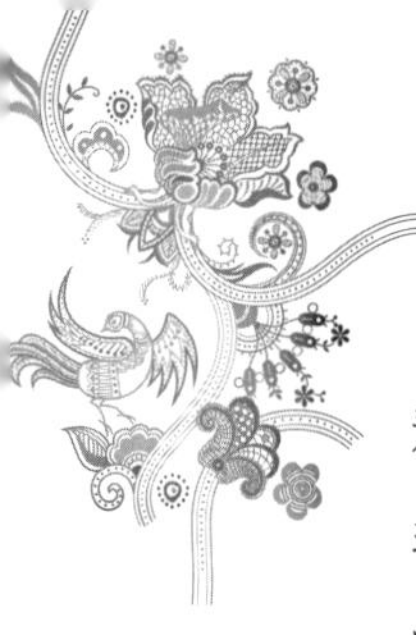

看到「人」，卻感覺一陣寒意（時值夏季），汗毛立刻豎了起來，我再打開門外的大燈，隱約的發現有一團黑影，正站在門外，與我面對面，卻看不清臉龐，對峙了一會兒，想到孔老夫子說過：「敬鬼神而遠之」，就把門關了起來，眼不見為淨，繼續看我的電視，結果也沒發生什麼事情。事後想起一週前因罹「胃癌」而過世的父親，當我接獲消息，隨即趕赴台北「榮總」，瞻仰父親最後遺容，在開冰櫃看遺體時，即覺寒意襲身，與家中所遇黑影類似，莫非這是父親「頭七」來看我的方式。

由此也聯想到我「母親」，因糖尿病過世時，發生的怪事，當我至台北看完母親遺容後，欲返台中，發現汽車油量不足，即在中和景平路一處加油站加油，後由小巷迴轉欲上交流道，走「二高」回台中，當時是晚上11時左右，平常大約三分鐘即可轉出的巷子，結果繞來繞去，數次回到加油站，所經路線都是人口密集之處，也不是荒山野地，燈光很明亮，意識也很清楚，就是繞不出去，結果折騰了四、五十分鐘，才脫離迷宮，上了交流道，一看時間已經快12點了，想到加個油，竟然被困這麼久，莫非遇到了像法

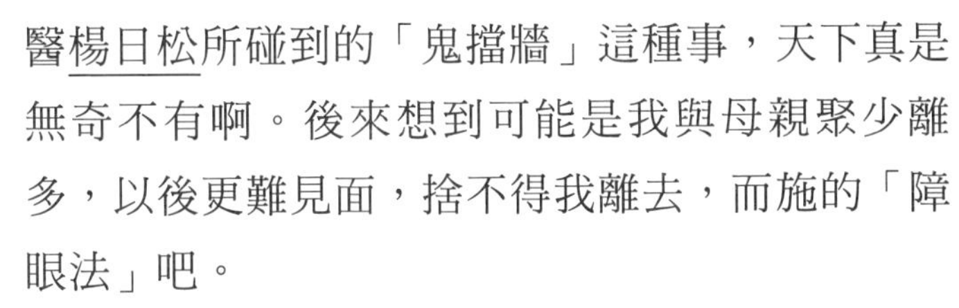

醫楊日松所碰到的「鬼擋牆」這種事，天下真是無奇不有啊。後來想到可能是我與母親聚少離多，以後更難見面，捨不得我離去，而施的「障眼法」吧。

後來因工作關係，我又搬回台北，不久卻發生「九二一」大地震，我原住的別墅區，正好在斷層上，回去看時，山下的路高低落差有三、四層樓這麼高，看到我居住的房子已經東倒西歪，後來簽字由軍方工兵夷為平地，台中市政府也禁止在原地重建，只留下一些回憶。

回到台北後，不久認識了一位由美國返台開設「診所」的中醫師，他看到我手上戴的「玉鐲」，有感而發的說：據美國人研究，有三種「玉」具有很強的「記憶性」，第一種即是「玉鐲」，第二種是「偶像」，例如人、神、或各種動物，第三種「忘記了」，尤其是「古玉」，愈古老靈性愈強。

記得多年前看過電影「魔戒」，內容敘述一位少年，揀到一個「手鐲」，戴上去後竟然看見數千年前埃及發生的事情。使我想起有一次戴著一個淺浮雕，有「龍鳳」圖案的古玉鐲睡覺，半夜即夢見古代宮庭中，有很多人正在慶賀什麼事

情的景象。曾有一位愛「玉」的陳姓朋友，向我借一只雕有「八卦紋」的古玉鐲，沒想到第二天即還我，說到半夜夢見「刀光血影」，恐怖極了，害他一夜沒睡好。可見該「中醫師」說得沒錯，古玉鐲有「時光」記憶，可以看到「過去」影像。

最近看到《世外異人》這本書，書中主角平先生，500多歲，提到古人喜歡佩帶玉器，如果這人有「正氣」，能夠感化佩玉，就可以互相溝通感應，會有通靈現象，而成為法寶，所謂「心誠所至，金石為開」。

筆者平常對吃、喝、嫖、賭沒有興趣，惟有對「古玉」情有獨鍾，因為很早即從書上及傳說得知「玉」的神秘及傳奇。大約卅年前，即開始收藏古玉，及研究古玉，也看了一些有關「玉」的書籍，有時也與喜歡玉的朋友，互相交流、觀摩，這期間也碰過一些因「玉」而衍生的靈異現象，茲就記憶所及，提出數例，以供讀者參考。

大約十幾年前，有一晚我正在把玩「古玉」，平常都是輪流的「盤」（用毛刷），當我盤完準備放回書架上，欲拿另一個「龍」形立式偶像（大約20公分左右），卻發現「龍」神復活，臉上有明顯的動態變化，在我將手伸向前時，突然其臉色大變，一副神聖不可侵犯的樣子，我只好「敬鬼神而遠之」，看看時間好像夜已深了，就立刻關燈睡覺。

事後想起，古書上曾有記載某位名將（大概是西漢李廣），騎馬征戰，經過某地「大石頭」前，眼見石頭化為人形，以為是敵人偽裝（或妖怪），立即一箭射去，後來前去察看，只見「箭」入「石」中數寸，拔不出來，卻沒見到人影（或神靈），再射已無法箭入石中，這類事情，史不絕書，太陽底下沒有什麼新鮮事，靈異現象也會不斷發生。

隔沒多久，有天晚上我又在「玩」玉，此玉大約如我拳頭般大小，雕了一條「螭」龍（高浮雕），原為白玉，因年代久遠（約二千多年），幾乎沁成「褐色」，但「開窗」之處留白（原色），因凹陷之處，附著了一些雜質，我經常用毛刷來清除，那晚「盤」累了，我就放在枕頭旁邊睡覺，半夜夢見一條大龍對我撲來，我立即被「驚醒」，坐了起來，藉著微弱的室外燈光，仍然若隱若現的看見「龍」頭晃來晃去，與我對峙了一會兒，才逐漸隱去。

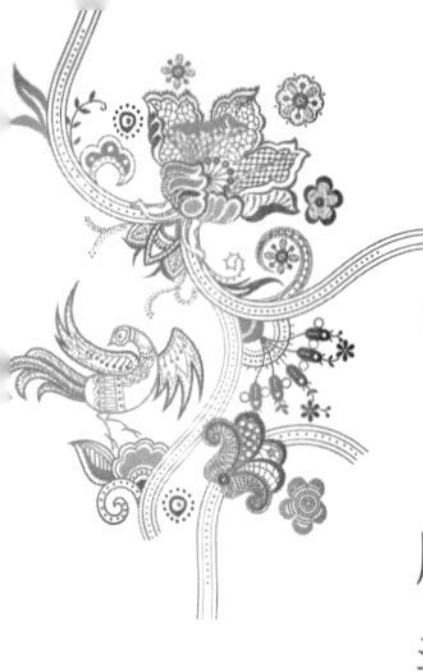

事後百思不得其解，明明是做夢，醒了就應該消失無蹤，為何醒了還看到「龍」的影像，近在咫尺，真是難以置信，有如「虛擬實境」、「如真似幻」，事隔多年，一直未解懸念。

直到2011年，我拿此「玉」給雲翰子看，雖然他對古玉沒有研究，但是其特異功能，可以「睹」物見「像」，還原歷史景象，結果用天眼看時，卻大吃一驚，說此「玉」裡面有條很大的「龍」，還經秦始皇的某個兒子轉手過，我心裡有數，因過去經歷前述狀況，也沒有吃驚，與我的認知事實相符。

為了確認由誰轉手，返家後立即查閱曾看過的書，發現所載正是雲翰子所說的某子。你說神奇不神奇，現該玉已暫交某博物館存放。

後來我又拿了一塊雕有人面偶像小玉（約二吋大小），給雲翰子看，他說這是顓（ㄓㄨㄢ）頊（ㄒㄩˋ）的人像，具有靈性，另有一塊白色透明的玉璧（約四吋），說這玉能量很強。為了求證顓頊，我查了《史記》，原來他是黃帝的孫子高陽，五帝之一。

由特異功能看古玉，使我想起了大陸仿冒古玉，有些「高仿」精品，已經讓鑑定玉器的專家跌破眼鏡，許多拍賣公司都不願拍賣古玉，造成很大影響，為了杜絕「真假難辨」的窘境，不妨考慮找一些「特異功能」人士參與鑑定，以期改善這種混淆不清的狀況，建立真正權威信譽。

前面談到「龍」，使我想起2011年底發生的真實故事，有一天清晨，我照往例大約五點鐘至公園運動練功，由於冬季「晝短夜長」，六點半前，天都未亮，剛練功一會兒（約15分鐘），忽聞背後竹林有很大的風切聲，有如電影「十面埋伏」（武打片）在竹林裡由遠而近的音效，又有點像大雨前雨打樹葉，逐步逼進的感覺，我回頭一望，只見黑壓壓的一片，看不清景象，卻聽到風切聲愈來愈大，至我面前卻突然轉向而去，隱約中好像看到一團黑影，向右掠過，竹林搖曳嘎嘎作響，而我所站之處卻紋風未動，周邊大樹也都沒有任何影響，彷彿陰陽兩隔，劃分楚河漢界一般，第一次碰到這種怪事，百思不得其解。

隔了數日，與雲翰子見面，當場詢及此事，他立即召來麒麟詢問（我練功地點為麒麟所在穴位），然後說那天是一條大「龍」到此一遊。我心想真是「神龍見首不見尾」，這麼近距離的接觸，卻看不清神龍真面目，或許只是「祂」想看

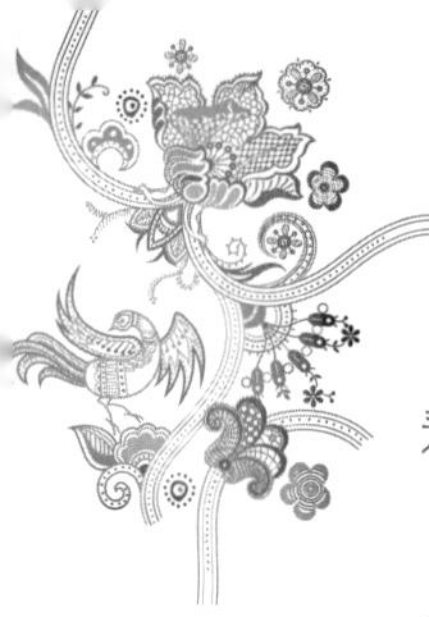

看我練功的方式，因那時正在練「蟄息法」。

「龍」是神靈動物，一般人是不容易見到，除非開了「天眼」，據雲翰子說，他看過很多不同顏色、不同大小的「龍」，最特殊的是有盔甲的戰龍。

談到練功，也曾碰過一些「靈異」現象，多年前，有一天晚上，我在仙跡岩附近練「龍騰功」，突然感覺胸腹之間的隔膜打開，呼吸量大增，心裡非常震撼，想到大陸氣功大師嚴新曾說，天地之間會有許多有形、無形的「老師」給我們加持功力，果然真有其事，後來調閱錄影帶，發現有一團黃色「東西」在附近盤旋，正如後來電視上曾報導一家超商有黃色團狀物在飄浮，後將錄影公開，尋求真相，其實那即是「精靈」一類，人眼看不到，但機器卻可以錄下影像，你說奇怪不奇怪？

還有一次是在家裡書房練「搏精法」，大約是晚上十點，忽然覺得左耳有很大的「氣壓」，而且是「螺旋式」的轉動，整個身體全部被籠罩，因為「耳膜」較脆弱，所以感覺壓力特別大，使我回想起在蛙人部隊受訓時，曾進過「水壓艙」（潛水用）及「氣壓艙」（高空用），以測試身體的抗壓能力，受不了的即淘汰出局，嚴重者會耳膜破裂。我睜開眼睛發現室外無風無雨，右邊因靠牆也無異狀，為何左側會有這種現象，為了避免左耳受傷，遂起來走動查看，結果「氣壓」立刻消失，搞得我一頭霧水，疑神疑鬼。

後來請教雲翰子，他說：那天有一位「水靈祖師」看到我在練功，特地用「拂塵」旋轉為我加持功力。原來如此，「神靈」類比「人」類層級高，故一般人無法眼見，卻可以感覺到，不經一事，不長一智，未知的事，還真多啊！

還有一次，不確定是端午節或中秋節，大約中午時刻，我又在練功（經常中午不吃飯），突然有鄰居拿「金爐」在燒紙錢，因為在練「套功」（由頭至尾全套最少30分鐘），心想快要結束了，不可半途而廢，前功盡棄，等到練完就遠離煙味而去。不過最少也吸了5分鐘的「煙」（濁氣），到了晚上洗澡時，發現小腹近丹田處，長了一些紅色疹子，癢癢的很不舒服，第二天一早察看小腹，發現「紅疹」不見了，卻在肚臍凹陷處長了一圈墨綠色類似海苔的薄膜，用手一挖即附著在手指上，以水沖洗發現有點「黏」心想睡覺前檢查「紅疹」時未見肚臍有此東西，

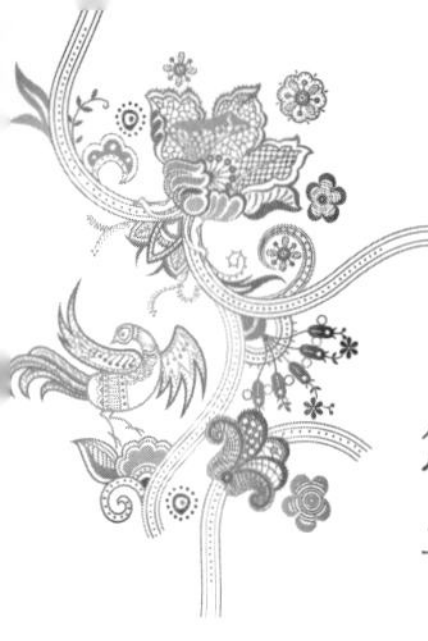

怎麼睡覺起床卻有，豈不是很奇怪，遂求教雲翰子，看他如何解釋？

沒想到他說：你白天吸了有「毒」氣體，夜晚被「八仙」發現，後被韓湘子用「簫」對著我的肚臍將毒吸出來。我突然想起，那夜做夢，確是有夢見八仙，黑暗中感覺有人拿東西（紫金簫）對著我肚臍旋轉攪和，與雲翰子所述吻合，一般夢境常是虛幻的，但是我肚臍上「海苔」狀物品，卻是千真萬確的真實東西，這怎麼解釋？

這次經驗，給我一個很好的教訓，即是千萬不要在人燒「紙錢」的時候練功，尤其是有「金、銀」鋁箔那種紙錢，非常「毒」，能避免一定要「立即」避免，否則中毒了，可能就沒有我這麼幸運。

還有一次，不小心踩到被人丟棄的「廢土」（類似小花盆狀），不過三天即感覺走樓梯，膝蓋會有卡住不順的現象，心想最近並沒有摔跤，或其他有損「膝蓋」的狀況，遂請雲翰子幫我看一下「腿」，結果竟然發現是因為踩到「蠱」，有「蠱蟲」自腳而蔓延到膝蓋，如果「蠱」跑到「心臟」就不妙了，立即用特異功能將「蠱」殺死，當天晚上爬樓梯，即如往常的平順，表示

「蠱」真的不見了。

曾有一位姓王的老朋友，身體不適，我請雲翰子幫忙看看，結果發現被人下「降頭」（類似紮稻草人，被人下符咒），問其是否得罪某位女士（頭髮短而平順無燙髮），王先生遂想起確有其人，曾見過該女士的房內有一些奇怪而不正常的物品，後因故鬧翻，即不再往來，可能係遭挾怨報復。

曾有數位朋友，都是無法入眠，而吃安眠藥，聽說我認識特異功能大師，遂請求幫忙看一下，經雲翰子看過後即說是被「鬼」附身，立即袪除，隔兩天再詢問，都說好了，一覺睡到天明。

這種例子不勝枚舉，曾有朋友說，外面處理這種情形，一般都要準備一些物品，還要與「鬼」談判，甚至三催四請都不一定將「鬼」趕走，為何雲翰子沒有用這套方式，我說各人功力不同，曾有某道教會，頒發「大法師」證書予雲翰子，即知其法力高強，不是一般泛泛之輩，以雲翰子的多元特異功能，實已達到頂極階層，堪稱為「國寶級」大師，只不過其行事低調，不願出風頭，較少為人知而已。

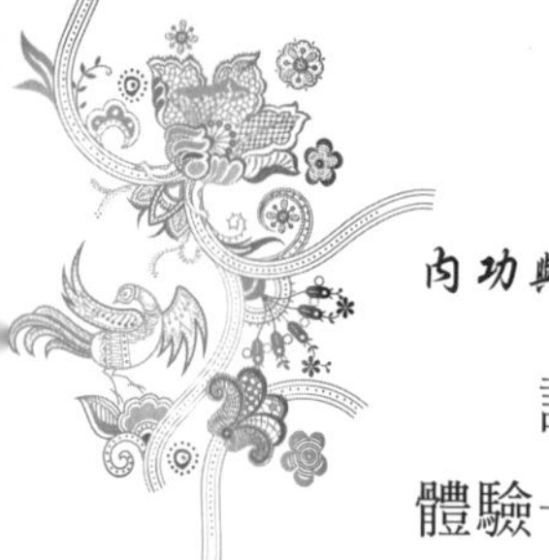

記得前年有一位陳姓學生（身體稍胖），想體驗一下雲翰子的特異功能，我請雲翰子看其內臟，結果發現陳同學心臟血管三條阻塞了二條，他有點懷疑，遂至醫院檢查，結果正如雲翰子所說，醫院勸其立即住院，為其裝了一個支架，花了不少錢。

另外一條血管阻塞太嚴重，暫時不予處理，陳同學問我有沒有什麼辦法打通血管，我即教他針對性的練功方法，據說其感覺氣血逐漸通暢，我說應長期練下去，以確保健康無虞。

以上所述各種體驗，保證是真實情況，認識筆者的人，都知道我個性保守，絕對不可能譁眾取寵，由於篇幅的關係，無法暢所欲言，尚有許多奇怪之靈異體驗，暫時保留，如果有機會，再擇期公開，以饗讀者。

龍傑老師曾於民國99年及100年，應氣功之友會傳理事長之邀，
傳授內功課程，這些即是當年刊登廣告，僅供參考。

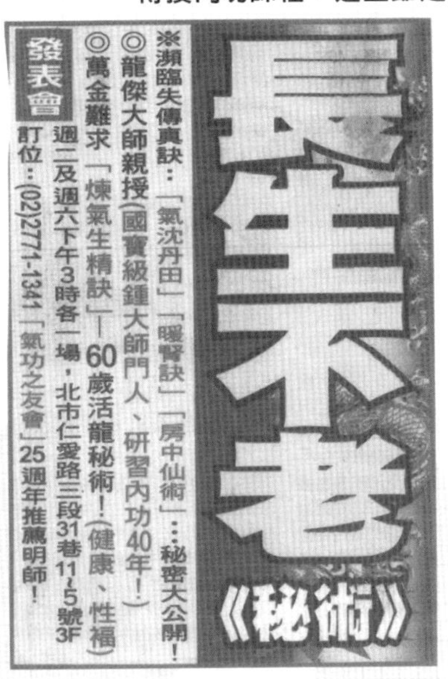

房中術

天下男仕必修學分！(健康、長壽、性福)

◎龍傑大師(國寶級鍾大師門人，研習內功40年！)(有位「天眼」高人，透視大師丹田氣大如足球，讚佩有加！立即拜師！)

發表會 本週六及下週二下午3時各一場，北市仁愛路三段31巷11~5號3樓

訂位：(02)2771-1341「氣功之友會」24週年推薦！正派教學！

◎偽訣滿天飛！久練無效！大師透露「氣沉丹田」「練氣生精」「煉氣入

…萬金難求真訣！

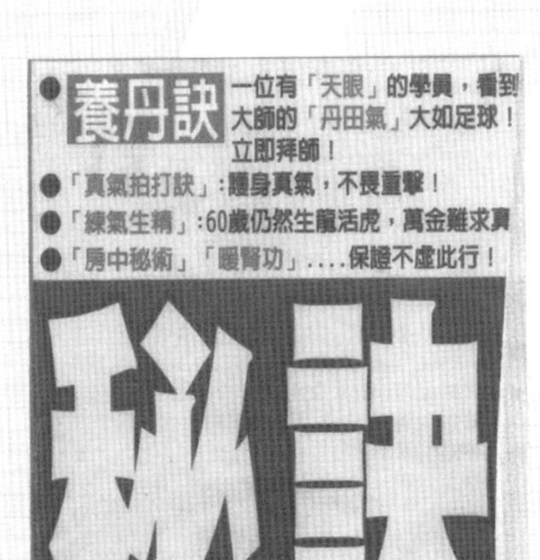

精丹《秘訣》

◎「無形之氣」如何粹煉成有形「精丹」？(一般只煉「氣丹」，不懂「精丹」煉法！)秘法大公開！(健康、性福)

※瀕臨失傳真訣：「煉氣生精訣」「氣沉丹田」「暖腎訣」「房中仙術」

◎經典記載「搏精真訣」大公開！(不同一般「生精」「固精」秘術！)

發表會 週二及週六下午3時各一場，北市仁愛路三段31巷11~5號3F

訂位：(02)2771-1341「氣功之友會」25週年推薦明師！

龍傑老師曾於民國99年及100年，應氣功之友會傳理事長之邀，
傳授內功課程，這些即是當年刊登廣告，僅供參考。

龍傑大師

◎內行的抉擇 一位有「天眼」異能的來賓，透視「大內神功」龍傑大師，其「丹田氣」大如足球，「任督脈」粗如手臂，讚譽有加！立即報名拜師！（真功真訣，保證不虛此行！「氣功之友會」24週年，信譽推薦明師！）

◎大師首次公開多項罕見秘訣：「氣沈丹田」（可腹抗千斤）、「長生不老」（中國最早房中醫學！）▲免費入場：訂位：(02)2771-1341

◎週六及下週二下午3時各一場，北市仁愛路三段31巷11~5號3樓。

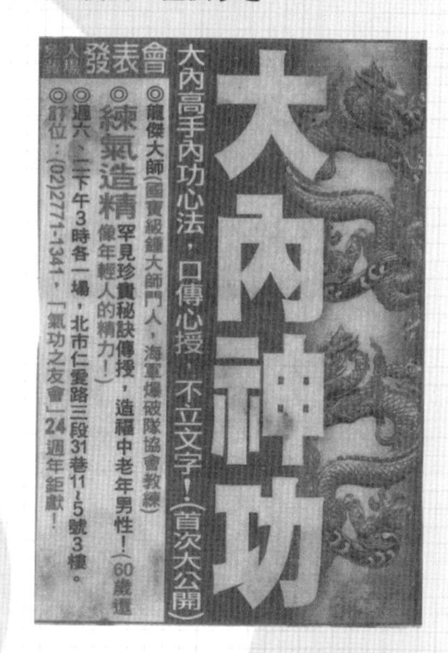

大內神功

大內高手內功心法，口傳心授，不立文字！（首次大公開）

◎龍傑大師（國寶級鐘大師門人，海軍爆破隊協會教練）

◎練氣造精 罕見珍貴秘訣傳授，造福中老年男性！（60歲還像年輕人的精力！）

◎週六、二下午3時各一場，北市仁愛路三段31巷11~5號3樓。

◎訂位：(02)2771-1341，「氣功之友會」24週年鉅獻！

發表會

暖丹生精《秘訣》

※中國最早「房中醫學」文獻大公開！男仕必修房中長壽養生秘術！（不同於江湖固精、鎖精之術！）「氣功之友會」25週年！（學費大優待）

※龍傑大師（研習內功40年，性學養生專家，國寶級大師門人）

發表會 本週六、下週二下午3時各一場，北市仁愛路三段31巷11~5號3樓，訂位：0931531414（免費入場）

長生不老 房中養生《秘訣》

※瀕臨失傳真訣：「煉氣生精訣」「氣沈丹田」「暖腎訣」「房中仙術」

◎經典記載「搾精真訣」大公開！（不同一般「生精」「固精」秘術！）

發表會 週二及週六下午3時各一場，北市仁愛路三段31巷11~5號3F

訂位：(02)2771-1341「氣功之友會」25週年推薦明師！

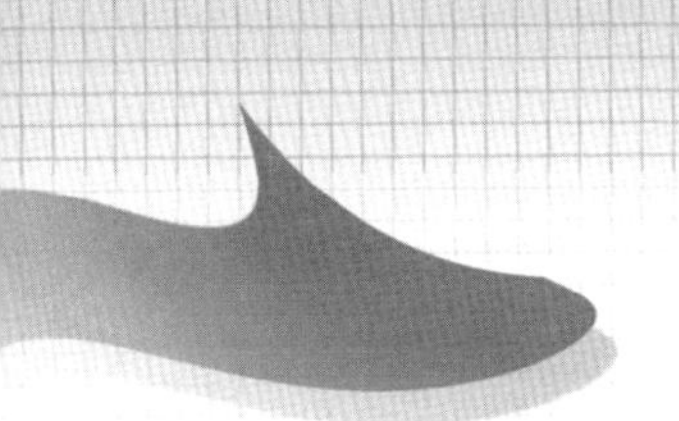

歡迎至本公司購買書籍

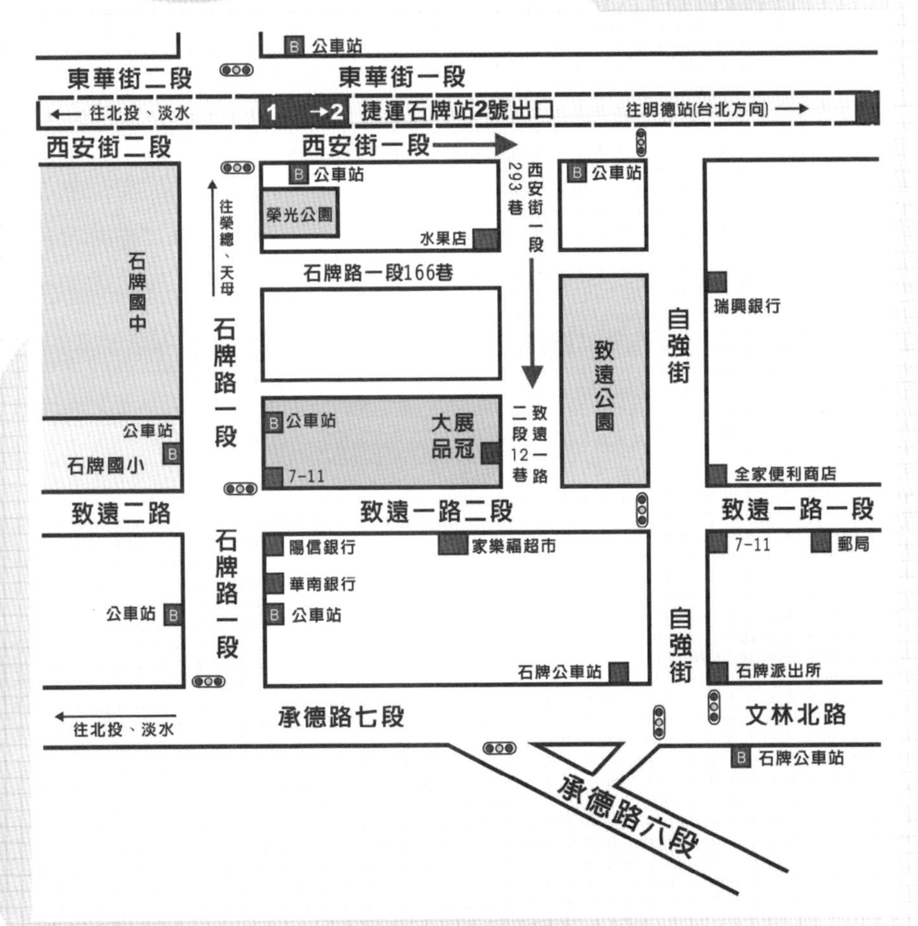

建議路線

1.搭乘捷運・公車

淡水線石牌站下車，由石牌捷運站 2 號出口出站(出站後靠右邊)，沿著捷運高架往台北方向走(往明德站方向)，其街名為西安街，約走100公尺(勿超過紅綠燈)，由西安街一段293巷進來(巷口有一公車站牌，站名為自強街口)，本公司位於致遠公園對面。搭公車者請於石牌站(石牌派出所)下車，走進自強街，遇致遠路口左轉，右手邊第一條巷子即為本社位置。

2.自行開車或騎車

由承德路接石牌路，看到陽信銀行右轉，此條即為致遠一路二段，在遇到自強街(紅綠燈)前的巷子(致遠公園)左轉，即可看到本公司招牌。

國家圖書館出版品預行編目資料

內功與房中術／龍　傑 編著
——初版——臺北市，品冠文化，2015[民104.05]
面；21公分——（壽世養生；22）
ISBN 978-986-5734-25-1（平裝）
1.氣功　2.房中術
413.94　　　　104003592

內功與房中術

編著者／龍　　傑
發行人／蔡　孟　甫
出版者／品冠文化出版社
社　址／台北市北投區（石牌）致遠一路2段12巷1號
電　話／(02) 28233123・28236031・28236033
傳　真／(02) 28272069
郵政劃撥／19346241
網　址／www.dah-jaan.com.tw
E-mail／service@dah-jaan.com.tw
登記證／北市建一字第227242號
承印者／傳興印刷有限公司
裝　訂／佳昇興業有限公司
排版者／千兵企業有限公司
初版1刷／2015年（民104）5 月
初版3刷／2021年（民110）9 月

定　價／250 元

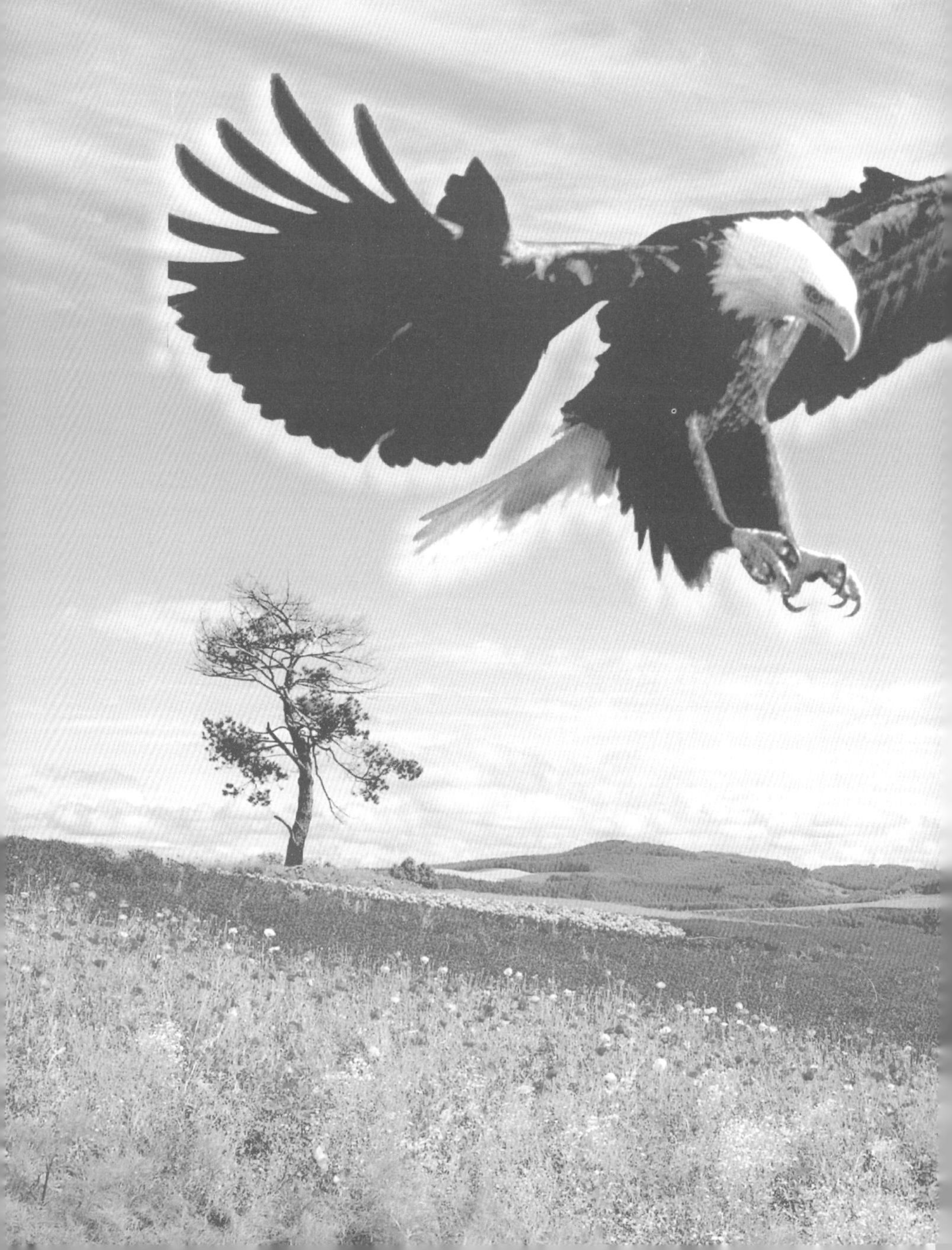